INDHOLDSFORTEGNELSE

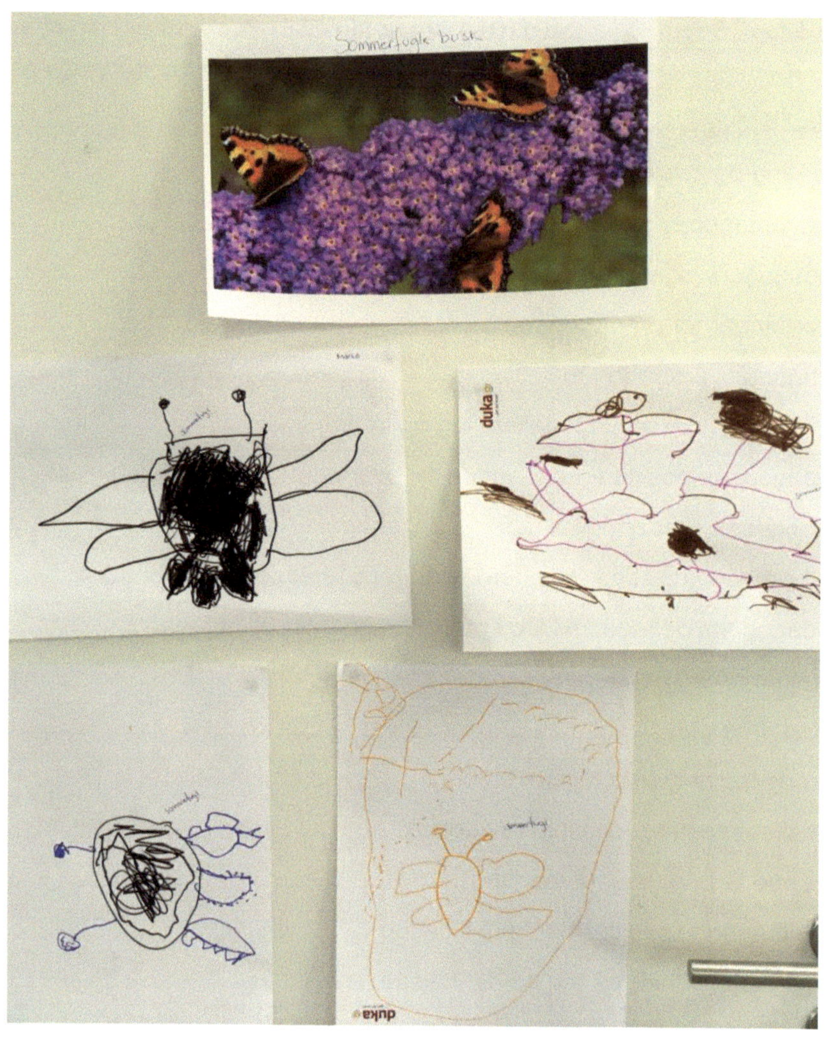

Foto: Dagtilbud i Randers Kommune. Vi tegner sommerfugle

1.0 Indledning

Diskussioner om kvalitet i dagtilbud udgår ofte fra to hovedperspektiver, hvor det ene er orienteret mod børns rettigheder og det andet mod samfundsmæssige overvejelser om den økonomiske og sociale effekt af kvalitet i dagtilbud og om børnenes læring og senere udbytte, blandt andet i forhold til uddannelse, arbejdsliv og familiære forhold (Edwards, 2021). Der er dog de senere år kommet mere fokus på at italesætte kvalitet inden for en række mere afgrænsede aspekter, som tilsammen skaber kvalitet i dagtilbud. Det drejer sig om struktur-, proces-, indholds- og effektkvalitet.

Indhold og effekt – eller målene og børns udbytte i form af trivsel, læring, udvikling og dannelse – er de senere år præciseret, både nationalt (Undervisningsministeriet, 2020) og internationalt (Sylva, Sammons, Melhuish, Siraj, & Taggart, 2020). Det har medført, at begge perspektiver i praksis virker side om side. Børn har både rettigheder og muligheder for at lege, lære og udvikle sig i et trygt og sikkert læringsmiljø.

Herhjemme er legen grundlæggende for børns trivsel, læring, udvikling og dannelse i dagtilbud. Det betyder, at når legen skal observeres, understøttes, igangsættes eller ledes, skal det pædagogiske personale have professionelle kompetencer til at gøre det. Det kræver pædagogisk legekompetence, og det kræver, at personalet er tæt på børnene og ofte deltager i børnenes leg.

Hvis man vil undersøge, hvorvidt og hvordan pædagoger og pædagogstuderende deltager i børns leg i dagtilbud, kan man nærme sig feltet ved at se på, hvilke processer der foregår under hvilke strukturer eller former, og hvad indholdet og formålet med deltagelsen er.

Videre kan man undersøge, hvad leg er, og hvilket udbytte børn har af at lege i de pædagogisk tilrettelagte læringsmiljøer, vi har, i vore dagtilbud. I denne bog fokuseres på, hvilke former for leg der har hvilke didaktiske og pædagogiske kendetegn, og på hvilke måder pædagoger og pædagogstuderende involverer sig i børns leg – eller ikke gør.

Kvaliteten af interaktionerne driver børns læring og udvikling

Der er i forskningen udbredt enighed om, at den vigtigste enkeltfaktor, der konstituerer kvalitet i dagtilbud, er interaktionerne, det vil sige samspillet mellem pædagogisk personale, børn og deres omverden (Bronfenbrenner & Morris, 2012). Kvaliteten af interaktionerne i denne proceskvalitet hviler på en række strukturelle kvaliteter, blandt andet kvaliteten af personalets uddannelse og deres tilgang til børnene, dagligdagens organisering med aktiviteter, rutiner og leg og ressourcer i form af udvalg og tilgængelighed af materialer, stuernes indretning, legepladsen og så videre. For børns trivsel, læring, udvikling og dannelse handler det om, hvad såvel børn som pædagogisk personale bringer i fokus eller skaber fælles opmærksomhed på i en given aktivitet.

Det er i relationen til mennesker, objekter (genstande) og symboler (fx sproglige), at børn lærer og udvikler sig. Det er curriculum, det vil sige den styrkede pædagogiske læreplan, der sætter målene for pædagogikken, der omsætter målene til noget, der er meningsfuldt for børn – det børnene skal lære og udvikle i deres tid i dagtilbud.

Mens forskning om proces- og strukturkvalitet, læreplaner (indholdskvalitet) og pædagogik som forskellige aspekter af, hvad der skaber høj kvalitet i dagtilbud, er veletableret og i vækst, er forholdet mellem de tre stadig uklart (Burchinal, 2018), især i hvilket omfang læreplan og pædagogik kan fungere som en løftestang til at forbedre proceskvalitet i dagtilbud (Edwards, 2021). Det kalder på mere forskning i disse sammenhænge og dybere indsigt i børnenes lege- og læringsmiljøer i dagtilbud.

Læreplanen

Afsættet for den aktuelle og fornyede interesse for børns leg kan findes i dagtilbudsloven. I § 7 hedder det, at: ”Dagtilbud skal fremme børns trivsel, læring, udvikling og dannelse gennem trygge og pædagogiske læringsmiljøer, hvor legen er grundlæggende, og hvor der tages udgangspunkt i et børneperspektiv” (Undervisningsministeriet, 2020).

Og i § 8, stk. 3 præciseres hvordan målene skal fremgå af den pædagogiske læreplan, hvor det skal beskrives: "hvordan det enkelte dagtilbud hele dagen etablerer et pædagogisk læringsmiljø, der med leg, planlagte vokseninitierede aktiviteter, spontane aktiviteter, børneinitierede aktiviteter og daglige rutiner giver børnene mulighed for at trives, lære, udvikle sig og dannes".

Det pædagogiske læringsmiljø skal tilrettelægges, så det inddrager hensynet til børnenes perspektiv og deltagelse, børnefællesskabet, børnegruppens sammensætning og børnenes forskellige forudsætninger" (Børne- og Undervisningsministeriet, 2020). Suppleret med stk. 4: "Det skal fremgå af den pædagogiske læreplan, hvordan det pædagogiske læringsmiljø understøtter børns brede læring, herunder nysgerrighed, gåpåmod, selvværd og bevægelse", hvilket skal omsættes pædagogisk inden for og på tværs af de seks temaer:

1) Alsidig personlig udvikling

2) Social udvikling

3) Kommunikation og sprog

4) Krop, sanser og bevægelse

5) Natur, udeliv og science

6) Kultur, æstetik og fællesskab.

Børne- og læringssyn i læreplanen

Ovenstående udgør den pædagogiske læreplans børnesyn og brede læringsforståelse. Den styrkede pædagogiske læreplan repræsenterer således et bredt inkluderende læringssyn, som bygger på et udvidet læringsbegreb, hvor der er fokus på såvel kognitive som emotionelle, kommunikative, kropslige og sociale sider af børnenes læring og udvikling.

Der er fokus på, at børn skal betragtes som aktive medskabere af egen læring og udvikling, og at det er legen og en legende tilgang til læring, barnets interesser, undring og nysgerrighed, der skal danne udgangspunktet for de læreprocesser, barnet tilbydes og indgår i.

Den styrkede pædagogiske læreplan skal anskues som den overordnede ramme for det pædagogiske arbejde i dagtilbud. Arbejdet med de brede pædagogiske læringsmål skal altid ses i relation til det læringsmiljø, som det konkrete dagtilbud stiller til rådighed for børnene. Det pædagogiske personale skal understøtte læringsmiljøet på baggrund af den nyeste viden om, hvad der fremmer børns læring og udvikling.

Personalets opgave er at skabe rammen om børnenes læring og udvikling, blandt andet ved også at involvere forældrene i arbejdet med at skabe inkluderende børnefællesskaber og understøtte et sammenhængende børneliv (Mortensen & Næsby, 2018).

Læringsmiljøet – det fælles pædagogiske grundlag og mål på tværs

Der er i den styrkede pædagogiske læreplan formuleret et fælles pædagogisk grundlag, som skal fungere som pejlemærke for den pædagogiske praksis i dagtilbud. Dette er obligatoriske forholdemåder til børn, pædagogik, læring med videre, som skal efterleves i danske dagtilbud. I det fælles pædagogiske grundlag er det formuleret, hvilket børnesyn der forventes at være i danske dagtilbud, hvordan læring forstås på 0-5-års-området, hvordan både forældre og børn forventes aktivt inddraget i hverdagen med videre.

Den styrkede pædagogiske læreplan er bygget op, så der for hvert læreplanstema er to mål for, hvad læringsmiljøet i dagtilbuddet skal understøtte. Samtidig cementeres børns ret til at være forskellige, udvikle sig forskelligt og blive mødt og anerkendt i den forskellighed.

Det er således dagtilbuddets ansvar, at alle børn oplever et læringsmiljø, der både er trygt og udfordrende. Fordringen til pædagogikken er også, at målene skal realiseres på tværs af såvel grundlag som de seks temaer (Medom & Næsby, 2019).

"Læringsmiljø er et centralt begreb i den kommende pædagogiske læreplan. Læring handler ikke kun om to timers planlagte aktiviteter om morgenen. Det er i lige så høj grad alle de andre situationer i et dagtilbud – for eksempel at der tales med barnet, mens det får skiftet ble, at barnet støttes i selv at tage flyverdragt på i garderoben eller lærer at tage hensyn til andre ved frokosten.

Læring finder sted hele dagen – i legen, i planlagte aktiviteter og i rutinesituationer. Og det er de voksnes ansvar at sørge for, at der netop er rammer og plads til legen, dialogen og udfordrende aktiviteter" (Socialministeriet B. o., 2017, s. 20).

Børn i udsatte positioner

Forskningen inden for dagtilbudsområdet viser med al tydelighed, at høj kvalitet i dagtilbud er en forudsætning for, at alle børn nyder gavn af deres tid i dagtilbud (Dietrichson, Kristiansen, & Nielsen, 2018). Især for børn i udsatte positioner har det stor betydning (Taggart, Sylva, Melhuish, Sammons, & Siraj, 2015). Når der tales om børn i udsatte positioner tages afsæt i dagtilbudsloven, hvor det blandt andet i § 8, stk. 5 hedder, at det af den pædagogiske læreplan skal fremgå: "hvordan det pædagogiske læringsmiljø tager højde for børn i udsatte positioner, så deres trivsel, læring, udvikling og dannelse fremmes" (Undervisningsministeriet, 2020).

Udsathed opfattes ikke statisk. Børn kan af mange forskellige grunde komme i en proces, hvor de bliver mere og mere udsatte. Det er varigheden, alvorligheden og hyppigheden af de risikofaktorer, der optræder for barnet, der skaber den udsatte position.

En udsat position er bundet til bestemte kontekster og begivenheder i børnenes liv. Det kan være børn, der vokser op i fattigdom, børn med fysisk/psykisk funktionsnedsættelse eller børn, for tidligt fødte børn, og så videre, der i bestemte situationer og derfor ikke nødvendigvis permanent befinder sig i en position på kanten til eller uden for fællesskabet. Det kan også være børn, der i en periode rammes af sorg eller krise.

Mange faktorer, der potentielt skaber udsatte positioner for børn, er samfundsmæssige og strukturelle. Fx uligheder i socioøkonomiske forhold.

Disse kan det pædagogiske læringsmiljø ikke afværge, højest afbøde ved at være af høj kvalitet (Taggart, Sylva, Melhuish, Sammons, & Siraj, 2015). Strukturelle faktorer har en indirekte påvirkning af læringsmiljøet (fx normering, personalets uddannelse med videre), og barnets hjemmemiljø skaber betingelser, der indirekte påvirker barnet og dets muligheder i dagtilbuddets læringsmiljø.

I læringsmiljøet i dagtilbud definerer vi en udsat position som: "De vanskeligheder børnene kan komme i, (som) er kontekstuelle og situerede, de består i psykosociale dynamikker mellem barnet og de sociale sammenhænge, barnet indgår i" (Hostrup, 2013, s. 55).

Børn i udsatte positioner har et stort behov for tæt og kvalificeret voksenkontakt i dagtilbud, for at deres kognitive, sociale og emotionelle kompetencer udvikles. Forskning viser, at de generelt har stor gavn af at gå i dagtilbud af høj kvalitet (Taggart, 2019), men at dagtilbuddet skal være af en vis kvalitet, hvis alle børn skal trives og have udbytte af det (Dietrichson, Kristiansen, & Nielsen, 2018) – ikke mindst god kvalitet i samspillet mellem børn og mellem børn og pædagogisk personale.

Kvalitet i relationen

I en artikel publiceret i Boston Change Process Study Group (2008) fortæller Daniel Stern om, hvad der virker, når man arbejder med mennesker – og i samspillet med børn (Næsby, 2019). Han fortæller, at undersøgelser har vist, at det er ikke så vigtigt hvilken metode, man bruger, og at det vigtigste er de ikke-specifikke faktorer indbygget i relationen. Han fortæller, at Benedetto Saraceno (WHO) har præsenteret en undersøgelse om forældre-børn-psykoterapi, og har vist, at uanset hvor man bor, eller uanset hvilken kultur man stammer fra, er der fem ting, alle de gode programmer har til fælles: 1. Man skal lytte, 2. Man skal bruge tid, 3. Man skal støtte, 4. Man skal være åben og velkommende, 5. Man skal give anerkendelse for, hvad personen synes er vigtigt (Stern, 2008, s. 185).

Kvalitet i relationen er netop central for børns læring og udvikling i dagtilbud. Børn udvikler sig ikke alene gennem en spontan proces, hvor den biologiske modning og tilpasning til omgivelserne er drivkraft, men i en menneskelig understøttet proces, hvor børn i dagtilbud udfordres og vejledes af det pædagogiske personale (Bronfenbrenner & Morris, 2012) (Hundeide, 2014).

Biologiske dispositioner er vigtige, fx udvikling og modning af hjernens neurale kredsløb, men menneskelig udvikling kommer ikke af sig selv.

Det sker i interaktioner med omgivelserne, fx i legen, hvor samspil i sociale praksisser båret af positive relationer er den stærkeste drivkraft.

Leg og læring i pædagogikken

Leg og læring ses som en enhed (Samuelsson & Johansson, 2009) (Pramling Samuelsson & Johansson, 2006), der udfolder sig pædagogisk set i forskellige legeformer. Disse legeformer anskues som et børnecentreret kontinuum for legebaseret pædagogik (Pyle & Danniels, 2017).

Således skelnes og analyseres leg og pædagogens position i leg didaktisk gennem fem legeformer: fri leg (free play), lærerig leg (inquiry play/ guidet play), samskabende leg (collaborative play), legende læring (playful learning) og leg i spil (games). Denne skelnen mellem legeformer åbner for at kunne fremanalysere, hvad der karakteriserer formerne, og hvilke implikationer det medfører for det pædagogiske personales deltagelse i og kompetence til at stimulere børns leg og læring.

I forhold til pædagogers perspektiver på leg, har international forskning vist, at når pædagoger har en klar forståelse af leg og deres rolle i børns leg, har det en indvirkning på forholdet mellem voksen- og børnestyrede aktiviteter. Pædagoger, der ikke har en klar forståelse af, hvad leg er, og hvad deres rolle er i børns leg, har en tendens til at engagere sig i voksenstyrede aktiviteter mere end i børnestyrede aktiviteter (McInnes, Howard, Miles, & Crowly, 2011).

Dette indikerer, ifølge Ivrendi et al (2019, s. 34), at pædagoger med en solid forståelse af leg, ser leg som værdifuld for børns læring og dermed tenderer til at facilitere børnestyrede aktiviteter fremfor voksenstyrede.

Et børnecentreret og meningsfuldt miljø

Begrebet børnecentreret betyder, at pædagogikken bygger på, at børns læring og udvikling i leg er forbundet med meningsfuldhed. ”Det henviser til, at børnene finder mening i en oplevelse ved at forbinde den til noget, han/hun allerede kender” (Zosh, et al., 2018, s. 5).

Et meningsfuldt miljø giver en "stemme" til børnenes oplevelser og baggrunde og gør læring og leg kulturelt relevant for dem (Parker & Thomsen, 2010). "Et meningsfuldt miljø hjælper børn med at udnytte deres eksisterende viden og inspirerer dem til at skabe forbindelser, se forhold og få en dybere forståelse af den komplekse verden omkring dem" (Qvortrup, Nielsen, Lundtofte, Lomholt, & Christensen, 2020, s. 22).

Leg i dagtilbud må baseres på og understøttes af en pædagogik, der i overensstemmelse med dagtilbudsloven balancerer mellem børne- og vokseninitierede samt fælles skabte lege- og læringsaktiviteter og rutiner i et børnecentreret læringsmiljø. Et kontinuum af legeformer kunne være trædesten, der kan indfange denne kompleksitet (Pyle & Danniels, 2017). Legen ses som et af de allervigtigste aspekter i højkvalitetsdagtilbud (Siraj-Blatchford I. , 2009) (Dalli, et al., 2011) (Edwards, 2021), men legen bør ideelt set også have et højt niveau.

Leg på højt niveau

Leg på højt niveau er kendetegnet ved, at legen rummer en længere varighed, høj grad af involvering, samkonstruktion af legekonceptet, kompleksitet i plottet, som inkluderer et problem eller en udfordring, en række roller, brug af erstatningsobjekter, større frihed fra den objektiviserede situation og ofte en lang planlægningsfase (Johansson & Pramling Samuelsson, 2007) (Kravtsova, 2014) (Singer, Nederend, M., Penninx, L., Tajik, M., & Boom, J., 2013) (Ivrendi A. , 2017).

Det er ikke afgørende, hvem der tager initiativ til legen, og det er mindre væsentligt, hvem der styrer eller leder legen – det afgørende er, at legen er børnecentreret. At den er det betyder, at børnene forstår og oplever en given aktivitet som meningsfuld. Når legen er meningsfuld, er der mulighed for læring. Læring sker i aktiviteter, hvor barnet er en aktiv deltager og interagerer og kommunikerer med andre mennesker og omgivelserne. Meningsfulde aktiviteter baner altså vejen for børns læring, når disse er aktiviteter, hvor barnets motiv er på linje med målet for aktiviteten.

Læring ses endvidere som en produktiv og kreativ aktivitet præget af fantasi (Broström S. , 2017).

Om denne bog

Den forskningsviden, der formidles i denne bog, stammer primært fra et forsknings-projekt om "Legebaseret Pædagogik" - gennemført af forfatterne for University College Nordjylland (UCN). Ambitionen med bogen er at præsentere forskningen på en lettilgængelig måde og dermed bidrage til at gøre det nemt at omsætte forskning til beslutninger om og i pædagogisk praksis.

Ved at få viden om hvordan leg og læring konstitueres i dagtilbuddet, og hvordan pædagoger (voksne) deltager i børns leg, ønsker vi at bidrage med nye perspektiver til det forskningsmæssige felt indenfor dagtilbudsområdet, der belyser "legende læring", "lærerig leg" og andre legeformer, som grundet den nye dagtilbudslov har fået ny samfundsmæssig og pædagogisk bevågenhed og interesse herhjemme.

Derud over er denne forskning tænkt som første etape i et forsknings- og udviklings-projekt, der handler om at uddanne pædagoger i legekompetence.

Først er der gennemført et litteraturstudie, hvor der er søgt nationalt og internationalt efter forskning, der kan bidrage med viden om, hvorvidt og hvordan pædagoger deltager i børns leg. Der viser sig at være flere udfordringer og barrierer, som på forskellig vis gør det vanskeligt for pædagoger at håndtere deres deltagelse. Nogle af dem kan karakteriseres gennem forskellige forståelser af og tilgange til leg, og forskellige positioner som henholdsvis hæmmer eller fremmer legen, børnenes læring og udvikling.

Litteraturstudiets synteser samler sig om disse udfordringer og barrierer og beskriver, hvordan et kontinuum af legeformer kan bidrage til at overvinde disse. Beskrivelsen af legeformer suppleres med eksempler fra observationer, der kan demonstrere, hvordan forskellige måder at deltage i leg viser sig i praksis.

Udfordringerne for pædagogerne ved at deltage i børns leg, som litteraturen viser, har i næste omgang givet anledning til revision af undervisningen på pædagoguddannelsens specialisering i dagtilbudspædagogik (S1 – 2. praktik – S2) ud fra videns- og færdighedsmål omhandlende børns leg og læring. Undervejs i litteraturstudiet har de vundne indsigter givet anledning til, at vi [forfatterne] har eksperimenteret med udvikling af undervisningen.

Litteraturstudie, abstracts, interviews mv. kan ses og læses på ucviden.dk https://www.ucviden.dk/da/publications/legebaseret-p%C3%A6dagogik-om-p%C3%A6dagoger-og-p%C3%A6dagogstuderenes-deltagels)

Endelig er der gennemført interviews med pædagogstuderende efter deres 2. praktik, hvor de er blevet interviewet om, hvilke udfordringer de har mødt i forbindelse med deres deltagelse i børns leg i dagtilbud (1-6 år), samt hvilke oplevelser med og forventninger til undervisningen på pædagoguddannelsen de har i denne forbindelse. Udskrift af interviews kan læses på førnævnte link til ucviden.dk.

Eksempler på de studerendes udtalelser inddrages primært i kapitel 5 og 6, hvor de fem legeformer uddybes.

Projektet hviler overordnet på den præmis, at hvis pædagogen/den studerende skal kunne understøtte børns trivsel, læring, udvikling og dannelse i en praksis, hvor legen er grundlæggende, kræver det, at man er tæt på børnene – og ofte deltager i børnenes leg. Det skal ske ud fra et børnecentreret perspektiv, og pædagogikken skal være legebaseret.

Gennem bogen bruges betegnelser som "pædagogisk personale", "voksne", pædagoger og pædagogstuderende. Disse er fastholdt der, hvor de optræder i referencerne, fx i dagtilbudsloven (pædagogiske personale) og i forskningen, hvor der bruges betegnelser fra "hele paletten". Endelig er de anførte citater oversat af forfatterne og i nogle tilfælde omformuleret, fx fra det engelske "teacher" til det danske "pædagog".

2.0 Udvikling og kvalitet: proksimale processer

Den grundlæggende drivkraft eller mekanisme, der skaber menneskelig udvikling, kaldes hos Bronfenbrenner og Ceci (2012) og Bronfenbrenner og Morris (2012) *proksimale processer*. Det er samspilsprocesser i miljøet, der enten understøtter eller hæmmer individets udvikling. Disse processer kaldes i kvalitetsforskningen også for proceskvalitet. Processer uden for læringsmiljøet, der også kan påvirke udviklingen, kaldes *distale processer*. De virker på afstand eller indirekte, ligesom strukturkvalitet.

"Formen, styrken, indholdet og retningen af de proksimale processer, der påvirker udvikling, varierer systematisk som en samlet funktion af det, der karakteriserer personen, der udvikler sig, det miljø processerne foregår i, naturen af de udviklingsresultater der ses på samt de sociale kontinuiteter og forandringer, som finder sted gennem personens livsforløb og gennem den historiske periode personen har levet i" (Bronfenbrenner & Morris, 2012, s. 208, egen oversættelse).

De proksimale processer er rammen for, hvordan det enkelte barn kan udvikle sine potentialer og reaktioner på påvirkninger udefra, fx selvregulering, modstandskraft, læring, udvikling og fastholdelse af positive relationer til andre mennesker. Det er altså også den proces, hvor barnet kan skabe og ændre dets egen psykiske verden og udvikle beredskab til at handle i samspillet med sin omverden (Bronfenbrenner & Ceci, 2012, s. 120).

Hvis de proksimale processer er svage, bliver barnets potentiale for udvikling ikke realiseret i samme grad, som når de proksimale processer bliver stærkere og mere omfattende. Det betyder, at den bio-økologiske systemteoris perspektiv både omfatter de potentialer i form af de genetiske dispositioner, vi hver især er født med - vores biologiske arv så at sige - og vores samspil med vores omverden eller miljø.

Hvis vi vil understøtte børns udvikling i barndommen, kræver det ressourcer af forskellig slags: Dels viden hos omsorgspersonerne, i familierne, i dagtilbuddene og i nærmiljøerne - og dels adgang til stimuli i børnenes opvækstmiljø, fx medvirken i lege og andre aktiviteter med andre børn og pædagogerne, og interaktion med legetøj, materialer og symboler.

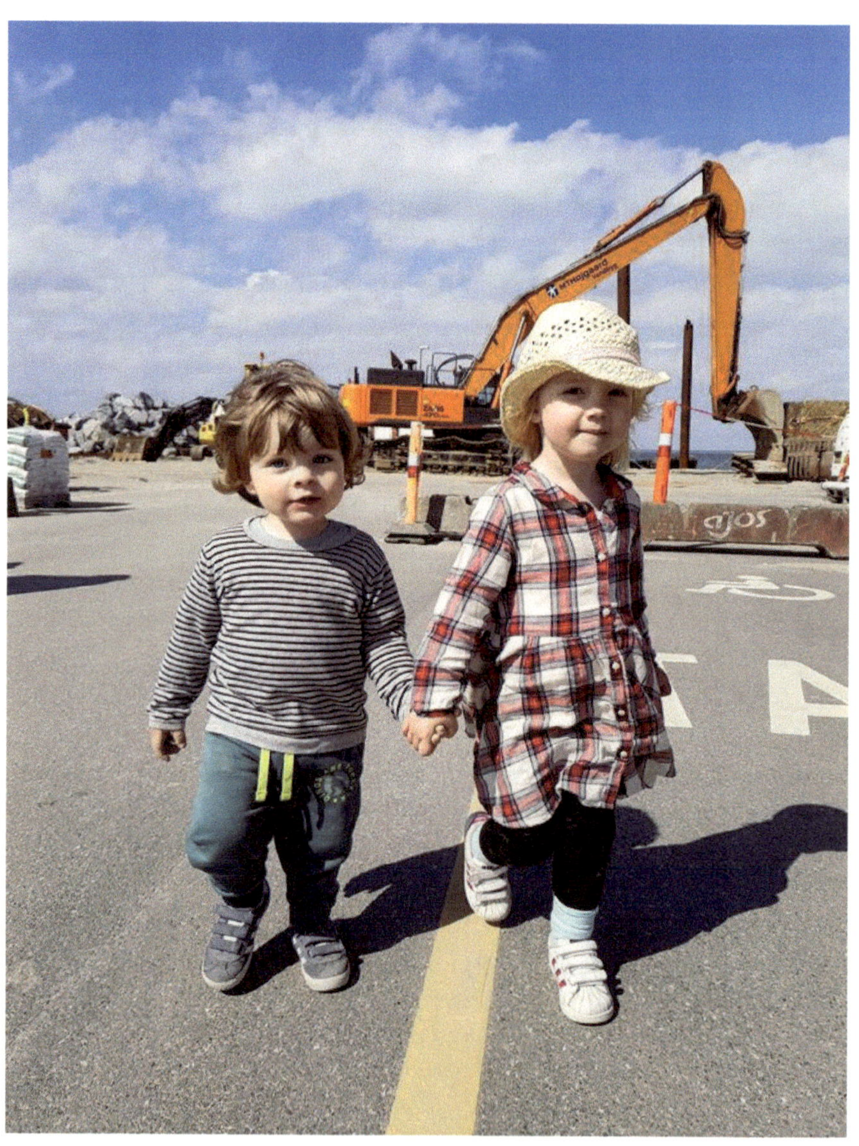

Børn, der vokser op i et miljø, der indeholder disse ressourcer, stimuleres. Miljøer med svage ressourcer understøtter derimod ikke de proksimale processer i nær så høj grad.

Der er megen forskning, der viser, at miljøer, der er fattige på de nævnte ressourcer, og som er ustabile og uforudsigelige, når det gælder relationer og stimuli, påvirker de proksimale processer negativt, så børns udviklingspotentiale ikke realiseres (Bronfenbrenner & Ceci, 2012).

Tid er også en ressource. Effektive proksimale processer, der driver udviklingen, forstærkes over tid – enten ved gentagelse eller ved at fastholde en udviklende relation over længere tid.

Høj kvalitet i de pædagogiske processer (fx de måder, det pædagogiske personale arbejder på) og læringsmiljøets beskaffenhed er forudsætninger for, at børnene i dagtilbuddet får de bedst mulige vilkår for deres trivsel, læring, udvikling og dannelse. Og når flere end én proksimal proces spiller positivt sammen, stiger børnenes muligheder for læring (Bronfenbrenner & Morris, 2012).

Utilstrækkelig kvalitet i dagtilbud

I dagtilbud, der i forskningen karakteriseres som værende af *utilstrækkelig kvalitet*, kendetegnes læringsmiljøet ved at være meget ustruktureret, det vil sige helt børnestyret (Sheridan, Samuelsson, & Johansson, 2009). Pædagogerne og personalet synes ikke at have formuleret specifikke mål for aktiviteterne og synes at have trukket sig tilbage fra børnenes aktivitet.

Mange gøremål i dagligdagen foregår således i det de svenske forskere (2009) kalder adskilte verdener, hvor børnene ikke inddrages, og personalet optræder uengageret.

De proksimale processer i dagtilbuddets praksis, der hæmmer og fremmer børns udvikling, er ganske svage, idet de udelukkende næres af de omgivende betingelser (distale processer), endda på trods af måske gode strukturelle og økonomiske rammer (Sheridan et al., 2009, s. 241), og hvad der sker i børnenes eget samvær med hinanden. Et decideret dannelsesperspektiv er i sådanne tilfælde næppe overvejet, om end pædagogernes tilgang synes at være, at børnenes udvikling kommer af sig selv.

Tilstrækkelig kvalitet

Tilstrækkelig (eller minimal), men stadig noget lav kvalitet, ses i dagtilbud, hvor dagligdagen er gennemstruktureret og helt voksenstyret. Dagligdagen forløber efter rutiner og med rutineprægede aktiviteter for børn i større grupper. Pædagogerne instruerer børnene og er meget kontrollerende (Sheridan et al., 2009). Konflikter og eventuelle frustrationer i hverdagen tilskrives børnenes problematiske adfærd eller dårlig ledelse eller i sidste ende udefrakommende faktorer.

De proksimale processer er stærkere, men stadig ikke mangfoldige, endsige kvalitativt udfordrende for børn, idet den ensidigt instruktive tilgang ikke understøtter børnenes egne initiativer, nysgerrighed og trang til udforskning. Der er i dannelsesperspektiv tale om en form for material dannelse, hvor tilgangen er, at børnenes udvikling reguleres og stimuleres udefra (Næsby, 2020).

God kvalitet

I dagtilbud af god kvalitet er de børneinitierede aktiviteter og lege i højsædet. Det ses, at børnene leger på egen hånd og får muligheder for at udvikle sig socialt i børnegrupper, hvor personalet viser engagement og interesse for børnenes initiativer (Sheridan et al., 2009, s. 241). Børnene involveres og inddrages gennem forhandling. Læringsmiljøet kendetegnes ved dialog, respekt for børnenes initiativer – med børnenes aktiviteter og leg i centrum – et miljø kendetegnet ved samarbejde og åbenhed og en pædagogisk tilgang, der har et formalt dannelsesperspektiv. De proksimale processer er forholdsvis stærke, eftersom børnenes motivation og lyst til at lære og udfolde sig understøttes af, at de medvirker, deres initiativer anerkendes og følges op af det pædagogiske personale, der fx deltager i aktiviteter og leger sammen med børnene.

Fremragende kvalitet

I de dagtilbud, som ifølge forskning har en høj eller fremragende kvalitet, er læringsmiljøet præget af gode samspil, kommunikation med og udfordringer for børnene. Personalet har formuleret tydelige mål for aktiviteterne med klare udviklingsperspektiver, men udformer aktiviteterne i samarbejde med børnene. Der ses varierende gruppestørrelser og -inddelinger med det formål at give omsorg, skabe rum for leg og muligheder for læring ud fra læreplanens temaer.

De proksimale processer er stærke, hvilket muliggør en progression i børnenes læring og udvikling (Sheridan et al., 2009, s. 243).

Læringsmiljøet i højkvalitetsdagtilbud er rigt på materialer, stimuli og udfordringer. Personalet møder børnene med pædagogisk bevidsthed, viden og indsigt i børns udvikling, intentioner og interesser. De forholder sig nysgerrige over for børns spørgsmål og stiller åbne spørgsmål til børnenes ytringer. De er således både omsorgs- og læringsorienterede i deres tilgang til børnene (Taggart et al., 2015). I dannelsesperspektiv er der tale om kategorial dannelse, hvor pædagogerne tager stilling til; hvilke erfaringer, oplevelser, indhold og aktiviteter, der er væsentlige for børns læring og udvikling, samtidig med at de kan gribe nuet og således spontant følge op på eller tage afsæt i børnenes egne initiativer (Sheridan et al., 2009, s. 244; Næsby, 2020).

Højkvalitetsdagtilbud

I højkvalitetsdagtilbud er de proksimale processer stærke, både hvad angår sammensætningen af de betingelser, der udgør læringsmiljøet, og indholdet af dem/retningen af dem. Bronfenbrenner & Morris sammenfatter disse betingelser i den såkaldte person-kontekst-proces-tid-model, jf. Bronfenbrenner og Morris, 2012:

- Konteksten, fx i form af egnede grupperum og organiserede gruppestørrelser, legeområder, dokumentation (og udsmykning) på stuerne, tilgængelige og varierede materialer med videre

- Processerne, i form af fagligt tilrettelagte og/ eller reflekterede interaktioner med relationer af høj kvalitet, der tager højde for børnenes generelle trivsel og aktuelle niveau for kompetencer og færdigheder

- Den tid, der afsættes til forskellige aktiviteter, fordybelse og gentagelse (øvelse) af dem og den tid, det vil sige de historiske, politiske og sociokulturelle betingelser, der præger samtiden.

God praksis kendetegnes således af interaktioner af høj kvalitet, hvilket vil sige:

Positive samspil (børnene mødes med sensitivitet og gives følelsesmæssig støtte, omsorg og tryghed)

God organisering med tydelig struktur og hjælp til selvregulering (struktur og positiv grænsesætning)

Inklusion og stilladsering, det vil sige børnene gives muligheder for at være en del af fællesskaber og udvikle hver deres læringspotentiale (kommunikation og sprogstøtte og læring og udviklingsstøtte).

Forskningen peger entydigt på, at det pædagogiske personales evne til at etablere trygge relationer til børnene ved at udvise responsivitet og sensitivitet har en positiv effekt på børnenes sociale, sproglige og øvrige kognitive udvikling (Melhuish et al., 2015). Flere studier viser også, at effekten ikke kun er begrænset til børn fra stimulerende hjem, men som nævnt tidligere også gælder børn i socialt udsatte positioner (Melhuish, Ereky-Stevens, & Petrogiannis, 2015) (EVA, 2020).

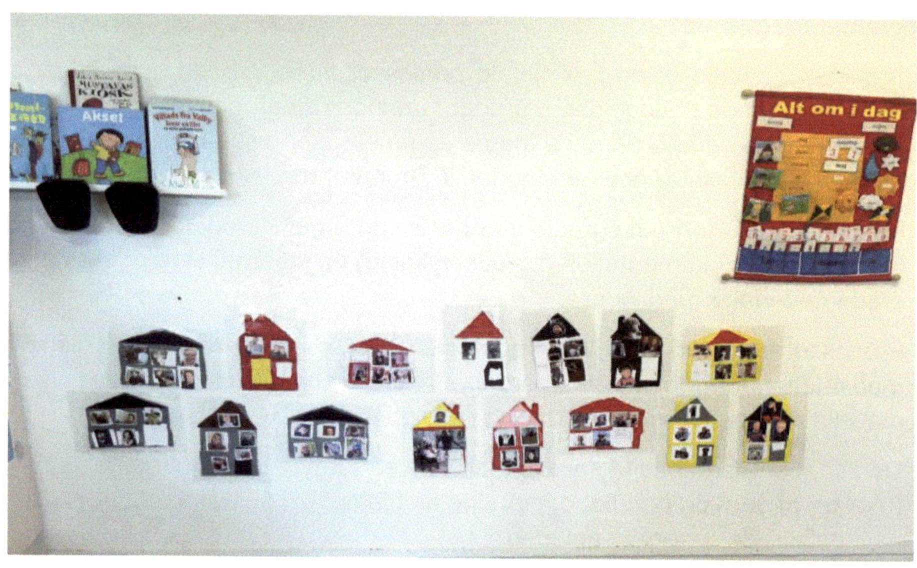

Foto: Dagtilbud i Randers Kommune.
Fotos af børnenes familier er klistret i vinduer og døre på et hus,
børnene selv har klippet/lavet.

3.0 Grundantagelser for lege- og læringssyn

På tværs af den vestlige verden ses leg generelt som en integreret del af børns liv (Karlsen & Lekhal, 2019). Selvom flere forskere har fundet, at såkaldt fri leg er et fremragende fundament for læring (Vygotsky, 1976) (Fleer, 2017), er det velkendt og underbygget af samme forskere, at børn lærer bedst gennem støtte fra andre (det vil sige kammerater, voksne eller søskende), at legen er motivorienteret (Siraj-Blatchford, Sylva, Muttock, Gilden, & Bell, 2002) (Vygotsky, 1976) og påvirkes af det læringsmiljø, de er i (Bronfenbrenner & Morris, 2012). Den engelske børneforsker Iram Siraj afmonterer derfor diskussionen om fri leg, når hun hævder at børns leg og læring altid er fokuseret på noget og begrebet om børns frie leg derfor er en myte (Siraj-Blatchford I. , 2010).

Børn har brug for støtte fra voksne

Børn har således også brug for støtte fra voksne under leg. Denne støtte bør ifølge Karlsen og Lekhal (2019) ikke fjerne "børnecentret" fra legen, men snarere give muligheder for at berige aktiviteten ved at udvide børns tænkning, følelser og sprog, som også Sylva et al. (2004) og Siraj-Blatchford (2010) viser.

Flere barndomsforskere har fundet, at voksnes deltagelse i leg er særlig gavnlig for børns læring, når centrale aspekter af zonen for nærmeste udvikling såsom aktivt engagement, gode samspil, længerevarende samtaler, meningsfuldhed med videre realiseres (Vygotsky, 2004) (Karlsen & Lekhal, 2019) (Sylva, Melhuish, Sammon, Siraj-Blatchford, & Taggart, 2004).

Med henvisning til Sutton-Smith (2001) plæderer også Løndal og Greve (2015) for, at selvom mange teorier om leg understreger vigtigheden af leg som en værdi i sig selv, som et *naturligt* fænomen, eksisterer der flere teorier, der understreger, at det vigtigste aspekt af leg er, at aktiviteten er nyttig i en vis henseende, fx at børn tilegner sig forskellige færdigheder gennem leg. For Sutton-Smith selv er legen primært et *kulturelt* fænomen og udtryk (Sutton-Smith, 2001).

Barndoms- og legeforskere har haft en tendens til at forsøge at opdele leg i forskellige kategorier såsom funktions-, parallel- og rolleleg.

Andre forskere, fx Bae (1996), hævder "at denne skelnen kan være restriktiv og reduktionistisk, i relation til hvordan børn selv forklarer konceptet leg" (Løndal & Greve, 2015, s. 464).

Legen er barnets vigtigste aktivitet

I kulturhistorisk teori er kerneindholdet i leg børns fantasi/forestillingsevne [imagination], og leg har vist sig at være den vigtigste aktivitet (eller virksomhed) med hensyn til børns læring og udvikling (Vygotsky, 2016) (Devi, Fleer, & Li, 2018) (Beloutskaia & Veraksa, 2019). Vygotsky (2004) afviser synspunktet om, at fantasi er egocentrisk, individuelt konstrueret og adskilt fra virkeligheden og hævder, at fantasi er kollektivt konstrueret og direkte forbundet med virkeligheden.

Vygotsky (2004) argumenterer for, at børn bringer deres virkelige oplevelser ind i deres leg og rekonstruerer deres oplevelser kreativt. Derfor, jo rigere børnene er på tidligere erfaringer, desto rigere er fantasien til at dukke op i deres leg (Vygotsky, 2004). Kollektiv leg af voksne og børn understøtter samkonstruktionen af den imaginære situation i legen. Når det sociale legemiljø/læringsmiljøet tilbyder børn muligheder for at gå ud over deres aktuelle udvikling, er legemiljøet kilde til udviklingsmæssig aktivitet (Broström S. , 2002, s. 460).

Vygotsky (1976) taler således ikke kun om leg, men placerer pædagogens, mere dygtige børns rolle og læringsmiljøet som væsentlige komponenter i social læring i leg. Vygotsky understreger, at små børns leg ikke er useriøs, men en intenst absorberende aktivitet, der fungerer som en kraftfuld driver for børns læring og udvikling (Bodrova & Leong, 2007) (Vygotsky, 1976).

Legens komponenter

Ifølge Vygotsky er leg således den ledende kilde til udvikling generelt og fremmer kognitiv, følelsesmæssig og social udvikling specifikt. Leg involverer tre komponenter: 1. Børn skaber en imaginær situation, 2. Børn påtager sig roller og handler roller og 3. Legen følger et sæt af regler bestemt af specifikke roller. Leg har derfor et formål, er forsætlig og multidirektional og involverer forskellige aktører inden for sociokulturelle sammenhænge (Leggett & Newman, 2017, s. 26).

Ifølge en lang række forskere er hovedkriteriet for højt udviklet leg deltagernes evne til at håndtere både imaginære og reelle situationer samtidigt (Vygotsky, 2016; Kravtsova, 2017; Pramling et al., 2019).

Forskning fra blandt andet Hakkarainen (2010) har vist, at der kan opstå og indarbejdes problemløsning i fantasifulde lege. Kollektivt engagement mellem voksne og børn i fantasifuld leg skaber en platform for at udvikle børns fantasi og tænkning (Devi, Fleer, & Li, 2018). Børn handler i forskellige roller i fantasifuld leg/ forestillingsleg. Under hele deres leg og under rollelegens præmisser udforsker børn kreativt reglerne i det samfund, der styrer disse roller, og tilnærmer sig dermed virkeligheden (Bodrova & Leong, 2007).

Forskningsperspektiver på leg og læring

De canadiske forskere Angela Pyle, Christopher Deluca og Erica Danniels (2017) har i et litteraturreview analyseret 168 artikler, der vedrører legebaseret læring og pædagogik for 4-5-årige børn opdelt i tre kategorier: forskning i leg i et udviklingsperspektiv (development), forskning om leg i et læringsperspektiv (academic) og faktorer, der har indflydelse på leg i børnehave og børnehaveklasse. De fandt to dominerende perspektiver vedrørende legens rolle for udviklingsmæssig kontra akademisk læring. Forskning, der er fokuseret på udviklingsmæssig læring, støtter brugen af fri leg og en passiv pædagogrolle, mens forskning, der er fokuseret på akademisk læring, går ind for voksenstyret og gensidigt styret leg, hvor pædagogen spiller en aktiv rolle.

Om forskning i leg i et **udviklingsperspektiv** opsummerer Pyle, Deluca og Danniels artikler, der har taget fat på de potentielle fordele ved leg i et udviklingsperspektiv, det vil sige social-følelsesmæssig udvikling og generel kognitiv udvikling, i børnehaver. Forskning, der anlægger dette perspektiv, ser generelt fri leg som gavnlig for at øve og forbedre færdigheder inden for forskellige udviklingsområder. Både teoretiske og empiriske artikler beskriver i dette perspektiv pædagogens rolle som en passiv observatør af leg, én der skaber et miljø, der tilskynder til fri leg og giver børn mulighed for at styre deres egne legeaktiviteter. De frie legemuligheder, fri mulighed for valg af legetøj og aktivitet, fx rolleleg, former positiv udviklingsmæssig læring, hedder det fra dette standpunkt (Pyle, Deluca, & Danniels, 2017, s. 325).

Forskning om leg i et **læringsperspektiv**, fx om matematiske færdigheder, sprog og literacy, i børnehaven har konsekvent fremhævet den vigtige rolle, som pædagoglededede/-styrede og gensidigt styrede legeaktiviteter har for læring. I både teoretiske og empiriske studier anbefaler forskere ud fra dette perspektiv, at pædagogen indtager en aktiv rolle i legen ved både at skabe og styre en række legeaktiviteter samt regelmæssigt deltage under ledelse af børn for at drage fordel af at kunne understøtte vigtige læringsmuligheder. Dette fremhæves ofte som vigtigt i den tidlige akademiske læring, fremfor hvad der kan opnås gennem fri leg alene (Pyle, Deluca, & Danniels, 2017, s. 335).

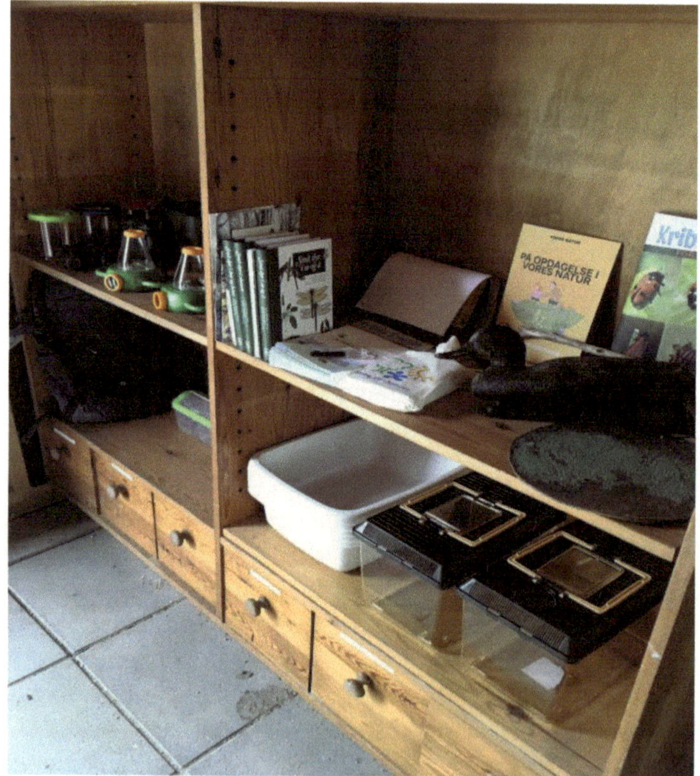

Foto: Dagtilbud i Randers Kommune. Natur/scienceinteressecenter.

4.0 Pædagogers tilgang til leg og læring

Den tilgang, pædagoger har til børns leg og anvender i praksis, er afgørende for, hvordan de agerer i og håndterer børns leg i praksis. Bennett (2005) nævner to perspektiver, der traditionelt karakteriserer børnehavepædagogik: en læringstilgang og en socialpædagogisk tilgang. Andre, fx Broström, karakteriserer også tilgangene som henholdsvis pædagogisk- og udviklingspsykologisk tilgang over for en kulturteoretisk tilgang (Broström S. , 2002).

Disse tilgange og deres udfoldelse i praksis er afhængige af traditioner, rammer og mål, der angives i læreplaner/læseplaner (curriculum) samt retningslinjer, pædagogernes professionelle selvforståelse og strukturelle forhold, som praksis gennemføres og er indlejret i.

Den første tilgang karakteriseres også ved at være rettet mod vurderbare kognitive mål i læreplanen/curriculum (læringstilgang) i modsætning til en praksis med bredere udviklingsmål, hvor børnenes egne interesser og valg er dominerende (socialpædagogisk tilgang). Sidstnævnte anerkendes historisk som almen i nordisk børnehavepraksis (Björklund, 2014) (Gjems, 2017).

Kleppe (2018) finder, at den socialpædagogiske tilgang lægger vægt på omsorgsaspekter ud fra perspektivet om tilknytningsteori (Ainsworth, Blehar, Waters, & Wall, 2014) (Bowlby, 1982), og læringstilgangen lægger vægt på læring og uddannelsesmæssige formål (Fröbel & Hailmann, 2005) (Piaget, 1954) (Vygotsky, 1976).

Dette indfanger også to hovedaspekter af den såkaldte holistiske pædagogik i dagtilbud, det vil sige en kombination af begge: omsorgsaspektet (en sikker base) og et uddannelsesaspekt (læring og udforskning).

Sommer (2015) skitserer to af de ovennævnte perspektiver som eksempler på to modsatte børnesyn, der historisk har domineret diskursen om den danske dagtilbudspædagogik.

Figur 1. Dikotomier i børne-, legesyn og pædagogisk tilgang (efter Sommer 2015).

Socialpædagogisk tilgang	Uddannelses/læringstilgang
"Fri leg"/udvikling Lærerig leg (the playing learning child)	Læring gennem leg/legende læring/udforskning (playful learning)
Omsorg	Uddannelse/læring
Den tyske/skandinaviske model	Den engelske/franske model
Barnet som "Being"	Barnet som "Becoming"
Hverdagsliv og -praksis i centrum Læring via lærende legende aktiviteter	Mål-middel-didaktik Læring fastlagt efter eksterne læringsmål
Voksne som "vejledende deltagere"	Instruktionspædagogik
Det hele barns personlighedsudvikling Barnets perspektiv og børneperspektiv i centrum	Det kognitive barn: tidlig basal læring af "fag" Aldersstadier som "målestok": Hvad skal barnet kunne?
Omtanketid: Den refleksive praktiker	Læring styres af mål, delmål og planer

De nævnte tilgange og pædagogikker må ses som yderpositioner, der analytisk står over for hinanden. I praksis i såvel forskning som pædagogisk arbejde er billedet mere kompliceret, det vil sige mere vævet sammen, end figuren kan vise.

Historisk er der snarere tale om, at forskellige forståelser og positioner på forskellige tidspunkter har domineret den pædagogiske debat.

Historisk udvikling

Før 1960'erne har der eksisteret en forståelse af, at pædagoger ikke skulle blande sig i børns leg. Pædagogens rolle var at sætte scenen og iagttage børns leg. Man mente, at "en voksens indgriben ville forstyrre leg, forhindre børn i at afsløre deres sande følelser og reducere legens terapeutiske fordele" (Johnson, Christie, & Yawkey, 1999, s. 21), (Tarman & Tarman, 2011).

Siden 1960'erne og 70'erne har denne type forståelse ændret sig blandt andet på baggrund af Smilanskys undersøgelser. Hun fandt blandt andet: "De fleste af de kulturelt dårligt stillede børn leger ikke rolleleg [sociodramatisk leg]. De naturlige processer for børns udvikling og det indirekte berigende miljø i børnehaver er ikke nok til at give de dårligt stillede børn det nødvendige løft. Uden en vis grad af positiv indgriben fra forældre og /eller pædagoger, vil disse børn ikke magte krav, der er essentielle for at udvikle sociodramatisk leg" (Smilansky, 1971, s. 30).

Smilanskys og andre forskeres undersøgelser af børns leg bygger på Vygotsky, der som nævnt fremhæver, at voksnes leg med børn er lige så vigtig som børns leg med deres kammerater (Wertsch J. V., 1985), (Tarman & Tarman, 2011).

I løbet af 1990'erne begynder forskere at studere pædagogers specifikke roller i leg. "Legeunderstøttelse med det formål at hjælpe børn ind i leg og øget indholdsmæssig målorientering ud fra barnets perspektiv og ud fra et curriculumperspektiv ses i stigende grad som en vigtig del af udviklingsmæssigt passende praksis" (Bredekamp & Copple, 1997), (Hedges & Cooper, 2018), (Tarman & Tarman, 2011, s. 325). "Siden begyndelsen af 2000'erne har der internationalt været et skift mod at anbefale brugen af legebaserede pædagogikker i børnehaver og læreplaner på tværs af uddannelsessystemer" (Pyle, Deluca, & Danniels, 2017, s. 340).

Historikken og de observerede forskelle mellem de to forskningsperspektiver og tilgange (udviklingsperspektiv/ læringsperspektiv) og den måde de beskrives på i læreplaner med videre - med hensyn til henstillinger og definitioner af leg - har skabt forvirring for mange pædagoger, da forskellige mål, fx om henholdsvis udvikling eller læring, relateres til forskellige implementeringer, fx "på et legende grundlag" som det beskrives i den danske styrkede pædagogiske læreplan (eller undervisning, som der står i den svenske læreplan), af former for legebaseret læring og anbefalet pædagogisk praksis (Pyle, Deluca, & Danniels, 2017).

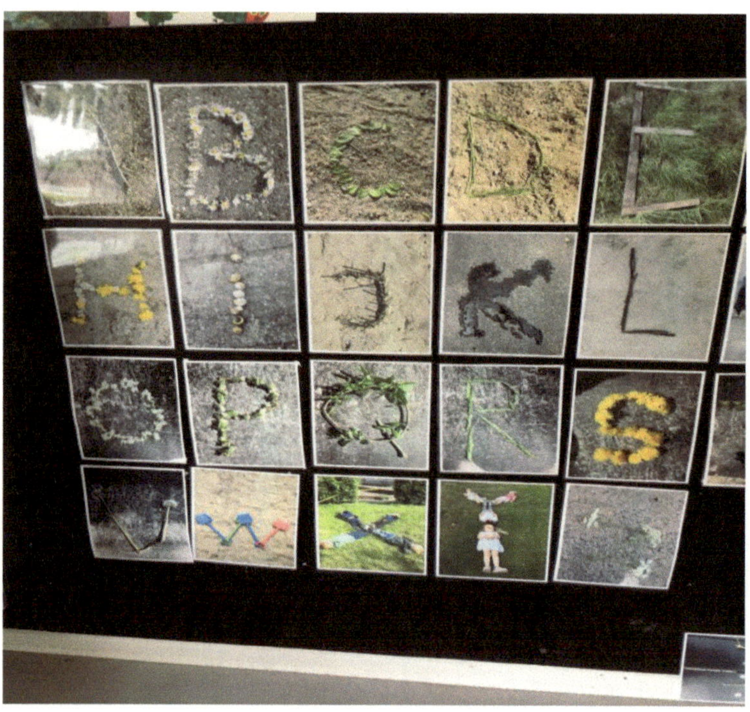

Foto: Dagtilbud i Randers Kommune.
Bogstaver i natur.

4.1 Udfordringer for pædagogen

Det kan således medføre store udfordringer for pædagogerne, når den brede udviklingsorientering (den traditionelle tilgang i Skandinavien og Tyskland) suppleres med, erstattes med eller udvides med både en mere målorienteret tilgang og et større fokus på fagligt indhold såsom sprog og literacy, natur og science, matematik og tal (Sheridan, Williams, Sandberg, & Vuorinen, 2011), som fx i den styrkede pædagogiske læreplan (Dagtilbudsloven 2018).

Pædagogerne tilføjer ikke viden til børns leg

Fx viser Gjems (2017) i et studie af pædagogers sproglige interaktioner med børn, at i dagtilbud med god kvalitet interager pædagogerne med børnene omkring emner, der engagerer børnene, og emner de tager initiativ til at tale om (Gjems, 2017). Pædagogerne inviterer børnene på varme måder til at bruge sprog til at give mening til det delte emne.

Dog præsenterer de sjældent supplerende koncepter eller udvider børnenes konceptforståelse med deres egen viden. Pointen er – ifølge Gjems (2017) - at det socialpædagogiske ideal bag pædagogernes tilgang kan have fået dem til at forbinde en sådan deling af viden med undervisning.

I den socialpædagogiske tradition får kognition og konceptdannelse mindre fokus, og er af mindre betydning end fx sociale kompetencer, og dette fokus reducerer pædagogernes opmærksomhed på deres sproginteraktion med børnene.

Følgelig er der en mulighed for, at idealet om ikke "at undervise" i børnehaven, hvilket man i dansk tradition heller ikke skal, medfører den misforståelse eller det paradoks, at pædagogerne ikke deler viden, informerer og støtter børnenes læring, selvom relationen og interaktionen er god, og børnene er engagerede (Gjems, 2017).

Flere danske undersøgelser af kvalitet i dagtilbud viser samstemmende, at interaktionerne mellem pædagoger og børn er gode. Der er især god kvalitet i forhold til socioemotionel udvikling, men de gode interaktioner bruges ikke til også at støtte sproglig og kognitiv udvikling og læring inden for den styrkede læreplans temaer (EVA, 2020).

Frit valg eller undervisning

De nævnte tilgange til pædagogik i dagtilbud er, som Sommer (2015) viser (figur 1), ofte placeret i hver ende af et kontinuum.

I den ene ende er der frit valg, hvor det antages, at børn er i stand til at udvikle deres egne oplevelser som enkeltpersoner eller med kammerater uden input fra voksne.

I den anden ende ses voksenledet didaktisk styret aktivitet, strukturerede programmer eller rutinemæssige gruppetider designet til at undervise i akademisk viden (Hedges & Cooper, 2018)

Danske pædagoger tillægger leg og samvær med andre børn værdi som en af de vigtigste læringssituationer. Derefter følger imitation af såvel børn som voksne, mens den voksnes direkte instruktion vurderes at have meget lidt indflydelse på læring.

Svenske pædagoger tillægger samspillet mellem pædagog og barn samt deltage i aktiviteter sammen med voksne større betydning end danske pædagoger (Henholdsvis 53% og 41%), (Broström & Frøkjær, 2012).

Tilgang og foretrukket legeform hænger sammen

Pædagogers perspektiver på legens rolle og fordele (det vil sige for udvikling kontra læring) er ifølge canadiske Angela Pyle m.fl. relateret til brugen af forskellige typer leg, med pædagoger, der støtter et udviklingsmæssigt læringsfokus, der hovedsageligt engagerer sig i fri leg og pædagoger, der støtter et akademisk læringsfokus, der har tendens til at engagere sig i flere typer leg (pædagogstyret, gensidigt styret leg og fri leg) (Pyle & Danniels, 2017).

Sådanne modsætningsfyldte perspektiver på leg, læring og læreplan har resulteret i, at pædagogerne har haft en tendens til at tilpasse sig ét formål med hensyn til fordelene ved leg (det vil sige udviklingsmæssigt *eller* læringsmæssigt), "hvilket har resulteret i forskellige udfordringer og barrierer for en moderne legebaseret pædagogik samt forvirring og modsatrettede holdninger til leg i børnehaven" (Pyle, Deluca, & Danniels, 2017, s. 341).

4.2 Barrierer for pædagogen

I deres sammendrag af forskning om faktorer, der har indflydelse på og skaber udfordringer for implementering af legebaseret pædagogik, fremhæver Pyle, Deluca og Danniels (2017) en række temaer:

For det første har mange pædagoger rapporteret om vanskeligheder med at integrere begreberne leg og læring og ser dem i stedet som separate konstruktioner og udtrykker nogen forvirring med hensyn til, hvordan legeaktiviteter kan føre til læring.

For det andet har forskere bemærket uoverensstemmelser mellem observeret praksis og rapporteret overbevisning, hvor pædagoger i de fleste tilfælde udfører en form for didaktisk instruktiv (styret) pædagogik, selvom de går ind for, at børn lærer bedst i legebaserede rammer.

For det tredje har undersøgelser afsløret "en række barrierer for effektiv implementering af legebaseret læring, herunder mangel på professionel træning og pres for at deltage i mere didaktisk undervisning" (Pyle, Deluca, & Danniels, 2017, s. 340).

Pædagogerne oplever sig udfordrede, fordi deres tilgang til leg og læring hviler på en modsætning mellem opfattelsen af børnenes frie leg og udvikling som realisering af barnets indre jeg og opfattelsen af læring som transmission og udvikling af viden udefra.

4.3 Den falske modsætning mellem leg og læring

Broström (2017) fremfører, at den nordiske socialpædagogiske tilgang præges af en læringsorientering, der ofte resulterer i uproduktiv 'enten/eller '-tænkning. En socialpædagogisk tilgang, som nævnt også kaldet den nordiske og tyske model, "er lokal, børnecentreret og holistisk og bruger begreber, der inkluderer omsorg, leg, forhold, aktivitet og udvikling" (Broström, 2017, s. 3) (Bennet, 2005).

Den ser børn som agenter for deres egen læring. Denne tilgang findes som nævnt i de nordiske lande og en række centraleuropæiske lande.

Derimod er en tidlig læringstilgang mere akademisk orienteret og resulterer generelt i mere centraliserede og akademiske strategier, der er rettet mod undervisning, læring, læseplan, indhold og metodologi med fokus på fremvoksende læse- og skrivefærdigheder.

Der synes dog at være skabt en modsætning mellem på den ene side børnenes frie leg og udvikling som realisering af barnets indre jeg og på den anden side læring som transmission og udvikling af viden og færdigheder – igen som to yderpositioner.

En klassisk diskussion

Diskussionen har eksisteret i årtier, herhjemme blandt andre repræsenteret ved Dion Sommer (2014), der med afsæt i Fröbel argumenterer for børnehaver baseret på fri leg og henviser til internationale studier. Flere af de selvsamme undersøgelser viser ifølge Stig Broström imidlertid, at "børn har brug for både fri leg og legende læring under sensitiv vejledning fra voksne til bedst at forberede dem til indgangen til den formelle skole" (Hirsh-Pasek, Berk, & Singer, 2009) (Broström S. , 2017, s. 3).

Hirsh-Pasek et al. argumenter endvidere: "De bedste børnehaver er dem, der tillader noget fri leg, men ikke begrænset til fri leg. De bedste børnehaver blander også fri leg med voksenvejledt instruktion på legende måder" (Hirsh-Pasek, Berk, & Singer, 2009, s. 53). Hirsh-Pasek (s. 26) : "Flere partnere (forældre, pædagoger, ældre søskende og legekammerater) kan "lære" barnet at lege. Men der er en *meget tynd linje mellem at udvide legen og styre den*" her citeret fra (Sommer, 2020, s. 90).

Den bedste praksis ses i dagtilbud, hvor der er en ligelig fordeling af leg og aktivitet initieret af børnene, udvidet, beriget eller initieret af det pædagogiske personale samt leg og aktivitet initieret i fællesskab (Sylva, Melhuish, Sammon, Siraj-Blatchford, & Taggart, 2004), (Taggart, Sylva, Melhuish, Sammons, & Siraj, 2015).

Teoretiske misforståelser

Den – ofte misforståede – opfattelse af Fröbel og den socialpædagogiske tilgang til leg, der understreger børns autonomi, tillader dermed, at pædagogen i praksis indtager en rolle som passiv 'tilskuer". I fri leg bestemmer børn selv, hvad de skal lege, og med hvem de skal lege, hævder man. De voksne skal derfor ikke blande sig.

"Dette er ikke i overensstemmelse med Fröbels oprindelige forståelse, hvor leg også kan være vokseninitieret og med et læringsperspektiv.

For eksempel blev sange, legetøj og materialer kaldet et 'system med gaver og beskæftigelse (legegaver) inkorporeret i målrettet leg" (Broström S. , 2017, s. 5). På linje med denne forståelse er Vygotskys idé om leg som en aktivitet i området for proksimal udvikling og Leontjevs (1983) opfattelse af leg som en førende udviklingsaktivitet blevet reduceret til et romantisk argument for leg som en aktivitet, der altid og automatisk bidrager til børns udvikling.

Leg har ifølge Vygotsky naturligvis et udviklingspotentiale, men det realiseres kun, når legemiljøet har potentiale til at udfordre børn til at overskride deres zone for proksimal udvikling. Dette kalder på social interaktion eller proksimale processer (Bronfenbrenner & Morris, 2012), hvor læringsmiljøet, pædagogen eller anden voksen spiller en aktiv rolle, udfordrer barnet og opmuntrer ham eller hende til at eksperimentere, udforske og skabe nye betydninger og forståelser.

Pædagogens ansvar

Med henvisning til Vygotsky, Leontjev, Rogoff m.fl. følger, at pædagogen spiller en bærende rolle i børns læring. Interaktion ses fx hos Rogoff (Broström S. , 2017, s. 10) "som vejledt deltagelse i kulturelt organiserede aktiviteter [fx leg], som resulterer i børns kognitive læring og udvikling". "I guidet deltagelse har voksne og børn et delt perspektiv på aktiviteten, og de har en delt rolle i sociokulturelle strukturelle aktiviteter" (Rogoff, 1993, s. 134). Dog er det altid – på linje med moderne småbørnskommunikationsteoretisk teori – pædagogen, der har ansvar for at sikre, at hvert barn udfordres på passende måde (i zonen for nærmeste udvikling) og introduceres til fælles udviklingsaktiviteter.

Fx præsenterer Rogoff (2003) tre analytiske synspunkter af menneskelig aktivitet i igangværende, gensidigt sammensatte processer: "personligt, interpersonelt og kulturelt institutionelt fokus" (Kirk & Jay, 2018, s. 473). Vejledt deltagelse (guided participation) er en måde at se på interpersonelle interaktioner og arrangementer og muliggør en undersøgelse af de processer, der bidrager til børns udvikling af social viden og følelsesmæssige forståelser.

Ideen bag begrebet om vejledt deltagelse (Rogoff, 2008) eller vejledt læring er, at den voksne leder barnet, men stadig i overensstemmelse med barnets perspektiv.

Hvis en voksen tager for meget ansvar, er der en risiko for, at barnets eget initiativ, motiv og interesse vil blive overset.

Idéen er, som Wertsch oprindeligt formulerede det, at etablere en delt og fælles interaktion og at understrege gensidig komplementaritet - kort sagt at skabe en aktivitet og et forhold, der er kendetegnet ved dialog og intersubjektivitet (Wertsch J. V., 1985).

Leg på barnets og legens præmisser

Sommer (2020) tager i dag afstand fra det, han kalder kløften imellem puristerne – legen som det rene bardomsland – og didaktikerne og præsenterer "pædagogikkens pendul", der svinger imellem selvforvaltningspædagogik og instruktionspædagogik som yderpolerne med "lærerig leg og vejledt deltagelse" i midten og som det tilstræbelsesværdige. Kløften imellem Broström og Vejleskov (1999), Warrer og Broström (2018) og Sommer (2020) synes således ikke tydelig i dag.

Sommer står dog for det synspunkt, at deltagelsen i legen ikke skal være voksenvejledt deltagelse (om end det foregår på legens og børnenes præmisser), men definerer deltagelsen som børnevejledt. Sommer skriver videre, at: "Leg er barneledt, også når den voksne leger med. M.a.o. afvikler voksenstyring legen. Der er en hårfin grænse, voksne ikke må overskride. Skal de være legepartnere, er det på barnets og legens præmisser" (Sommer, 2020, s. 37).

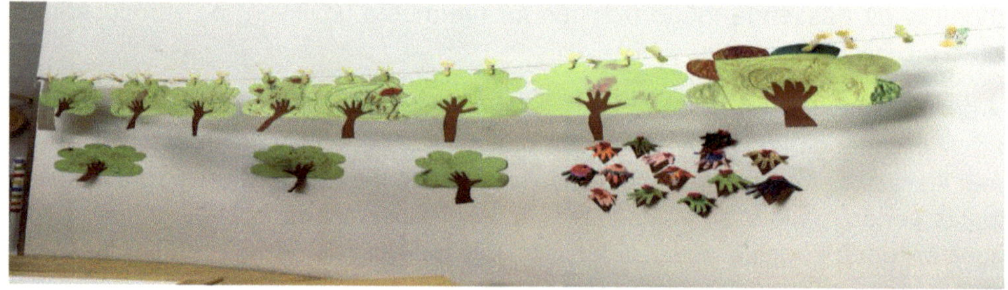

Foto: Dagtilbud Randers Kommune.

4.4 Pædagogens positionering - inden for eller uden for legen

Pyle og Danniels (2017) finder, at aktuel forskning lægger vægt på en snæver definition af legebaseret læring som en børnetilpasset praksis (se endvidere afsnit 3.3), hvilket resulterer i usikkerhed omkring implementeringen af denne pædagogiske tilgang (Pyle & Danniels, 2017). En undersøgelse i femten børnehaveklasser ved hjælp af kvalitativ metodologi, inklusive observationer og interviews, afslørede to forskellige profiler af pædagoger:

Den første profil så leg og læring som separate konstruktioner og rapporterede udfordringer, når der skal indfris akademiske krav ved hjælp af legebaseret læring. Deres børn beskæftiger sig primært med fri leg.

Den anden profil mente, at leg kunne understøtte akademisk læring, og at pædagoger udfylder en vigtig rolle i leg. Deres børn beskæftiger sig med fem forskellige typer leg beliggende på et kontinuum fra børneinitieret til instruktion (se figur 3). Kontinuummet i en sådan legebaseret pædagogik giver en bredere og mere konkret definition af leg (Pyle & Danniels, 2017).

Typologier af leg

De præsenterer en typologi af leg, der inkluderer pædagogernes nærhed til børns leg; pædagogens intention parallelt med børns intention, pædagogen følger børnenes leg, pædagogen er engageret i vedvarende kollektiv leg, og pædagogen er med i børnenes imaginære leg (Pyle & Danniels, 2017).

Selvom der er en lang tradition for legepædagogik i dagtilbud, har pædagogerne empirisk stort set altid taget enten en passiv rolle i børns leg eller en over-instruerende rolle - som nævnt i afsnit 3.3.

Uden for legen

Fleer (2015) finder i et australsk studie af legepædagogik i fem dagtilbud, at de fleste pædagoger positionerede sig selv uden for børns leg. Devi, Fleer og Li (2018) har observeret, at pædagogerne positionerer sig som en udspørger (fx "Hvad er det? Hvilken vej kører bilen?"), som tilhænger (fx som en pædagog siger:

"Jeg foretrækker det at støtte børn og hjælpe børn i deres fantasifulde leg"), som materieludbyder (fx finder materialer frem til børnene) og/eller en rådgiver (fx "Se her, det kan være en bro" – "Du kan være lillesøsteren"). I samme studie ses, "at pædagogerne ikke er fysisk tæt på børnene. Børnene leger det meste af tiden alene eller sammen med andre børn. Pædagogerne involverer sig meget sjældent i børnenes leg" (Devi, Fleer, & Li, 2018, s. 304).

Inden for legen

Fleer et al. (2017) har undersøgt, hvordan pædagoger, der deltager i rolleleg og drama med børn og dermed er *inden for* i legen, sensitivt kan udvide legen, stille nye spørgsmål og finde problemer, støtte udvikling af løsninger og generere nye eventyr (Fleer, Veresov, Harrison, & Walker, 2017). Gardner-Neblett et al. viser, hvordan, fx børns fælles opmærksomhed, klart stimuleres mere, når pædagogen deltager i eller guider deres leg, end når børnene leger selv (Gardner-Neblett, et al., 2016).

Devi, Fleer og Li (2018) viser, at når pædagogerne (det pædagogiske personale) var i fysisk nærhed af/tæt på børnenes leg, placerede de sig ved grænsen, men uden for legen. Som observationerne viser, indtager de rollen som observatører, forespørgere eller materialeleverandører - muligvis reflekterende i deres tro på, at voksne helst ikke skal involveres direkte i børns leg. Fx siger pædagogerne:

'Vi giver børn et stort område, der kan være et køkkenhjørne eller hospitalshjørne eller hvad børnene nu ellers har brug for. Vi opretter en lille verden, hvor vi giver en bakke med insekter eller det kan være dinosaurerpark eller dyresafari" (Devi, Fleer, & Li, 2018, s. 306). Derfor begrænser deres rolle sig, og det giver ikke pædagogerne mulighed for at deltage i legen som legepartnere og for at kunne introducere indhold fra den styrkede læreplan [læseplanens indhold] eller for at udvide legen.

Pædagogerne er mere uden for end inden for børns leg

Selvom pædagogerne i undersøgelsen understreger legens betydning for børn, er de i undersøgelsens tidsstudie mere end fire gange så meget *uden* for end *inden* for børnenes leg (Devi, Fleer, & Li, 2018). Denne traditionelle forestilling og praksis placerer pædagogerne på grænsen (kanten) til børnenes leg og tillader dem ikke at få en generel fornemmelse af børns leg.

"Det gør det vanskeligere for pædagogerne at se deres placering inden for børns leg eller at have en nøglerolle inde i deres leg" (Devi, Fleer, & Li, 2018, s. 309).

Dette betyder dog ikke, at pædagogerne skal overtage børns leg. De skal nærmere udvikle lege sammen med børn og sensitivt udvide legetemaerne. Studiet viser, at det traditionelle syn på pædagogens rolle i børns leg, hvor de ikke blander sig og kun efterlader dem rollen som en observatør, fortæller, forespørger og leverandør af ressourcer, medfører, at mange muligheder for at støtte børns udvikling og læring i deres leg går tabt.

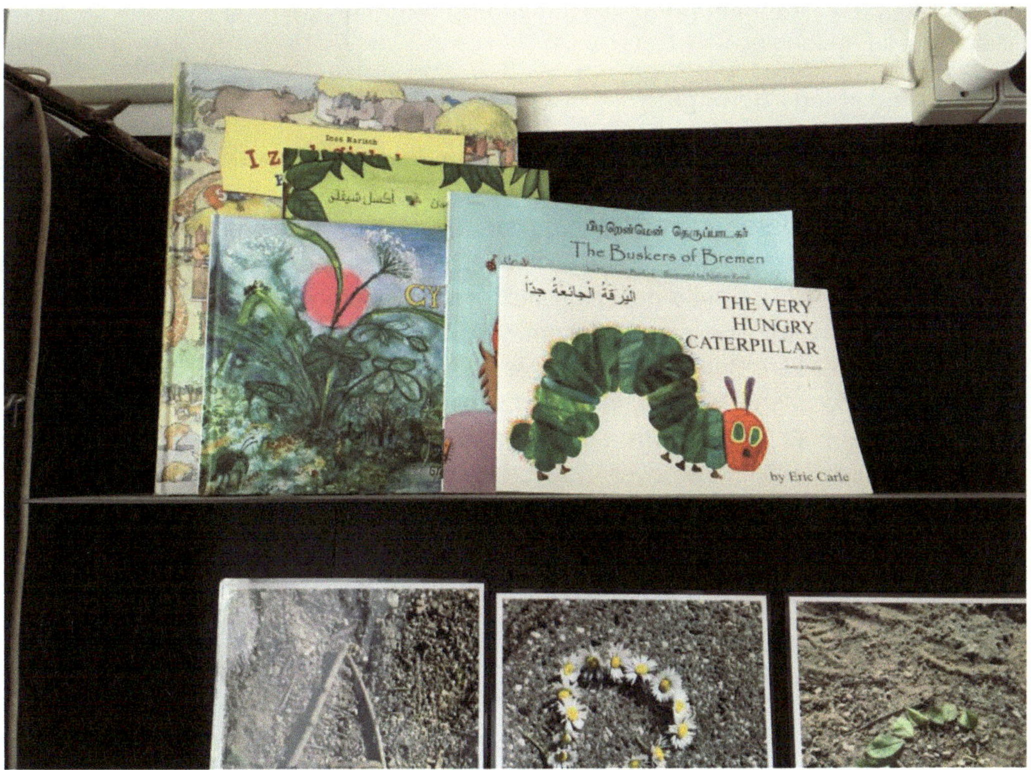

Foto: Mangfoldighed i dagtilbud. Randers Kommune.

4.5 Legebaseret pædagogik

I kulturhistorisk teori om leg kan deltagerne i den fantasifulde leg indtage to positioner eller former for subjektivitet (Fleer, 2017). Fx i læge- og patient-rolleleg, hvor et barn *er inde* i legen og viser tristhed som en grædende patient og samtidig nyder legen (*uden* for legerammen), mens det samtidig er i virkeligheden.

At være inden for og uden for legen på samme tid giver deltagerne mulighed for bedre at forstå deres roller som elementer i legen og på samme tid give deltagerne/børnene mulighed for at kontrollere deres rolle (Kravtsova, 2014). Fokus er ikke på at "være" (being) eller "blive" (becoming), som nogle legeforskere karakteriserer legen ud fra, men på at være med i og høre til i legen og i verden på én og samme tid (belonging).

Ind og ud af leg - belonging

"Belonging"-begrebet bruges af Peers og Fleer (2014) til at karakterisere læring i leg som en bevægelse mellem 'ind og ud' af den empiriske 'virkelighed' med videnskabelige og teoretiske begreber. Dette udvider forståelsen af begrebet, "så det betyder mere end hverdagsopfattelsen af at høre til, fx i familien eller gruppen" (Peers & Fleer, 2014, s. 925). Denne definition tillader så at sige både empiriske og filosofiske forståelser at virke side om side, som hverdagsopfattelser og teoretisk viden der supplerer hinanden. Barnet, der leger, er på samme tid inde i legen og spiller, fx en given rolle, og uden for legen, idet der metakommunikeres om den givne rolle, der således eventuelt justeres. Pædagogen er på samme tid deltager og har en rolle i legen, som der reflekteres over, fx hvordan der kan allokeres flere stimuli og ressourcer til legen, og der metareflekteres over hvilke mål i den styrkede pædagogiske læreplan, der aktuelt kommer til syne gennem legen.

Den udvidede definition af legebaseret læring som et legekontinuum, vi med Pyle og Danniels lægger op til, går ud over de binære sondringer mellem leg og læring, voksen-barnestyret, børnerettet-målstyret, nyttig-unyttig, fri leg-uddannelse og så videre, og indeholder forskellige niveauer af pædagogens engagement, der kan understøtte læring på en legende måde. "Definitionen er begrebsmæssigt bredere end definitionen af leg som grundlæggende værende børneinitieret" (Pyle & Danniels, 2017, s. 286).

Ved at tage afsæt i børns interesser og udviklingsbehov (børnecentreret), snarere end at fokusere på hvem der styrer legen (børnestyret), kan pædagogen integrere leg og legebaseret læring og give den vejledning, der er nødvendig for at udvide børns læring på en engagerende, legebaseret måde.

En børnecentreret tilgang

For at legebaseret læring (playbased learning) kan implementeres effektivt, er pædagoger og forskere således nødt til at "skifte væk fra perspektivet om, at pædagogens rolle er "at støtte, ikke at forstyrre" (Pramling Samuelsson & Johansson, 2006, s. 48) (Pyle & Danniels, 2017), "og væk fra en rent curriculumstyret (målstyret) pædagogik".

Pyle og Danniels forskning viser, hvordan pædagogerne kæmper med at finde balancen mellem den børne- og voksenstyrede leg, det vil sige at støtte børnenes udvikling på legens præmisser, men uden at se bort fra, hvordan legen understøtter børnenes læring. Pædagogerne prøver at snige læring ind i leg ("legende læring" (playful learning) – "chokoladeovertrukket broccoli, som de kalder det" (Pyle & Danniels, 2017, s. 276) - i stedet for at anerkende, at børn *også* tilegner sig og udvikler sprog og kognitiv/akademisk viden i leg ("lærerig leg" (inquiry play).

Det vigtige her er ikke, hvem der styrer legen, eller hvilken form den antager, men at legen er børnecentreret og samspilsorienteret (interaktionistisk). Det interaktionistiske perspektiv giver en forståelsesramme, der beskriver, hvordan de forskellige systemer børn deltager i og som pædagogisk arbejde foregår indenfor, sætter muligheder og begrænsninger for børns trivsel, læring og udvikling og dannelse (Næsby, 2014, s. 29).

Vi kan udvide figur 1) og skitsere en sådan holistisk og interaktionistisk tilgang i figur 2) (Sommer, 2015, s. 30) og (2020), (Winther-Lindquist & Svinth, 2019), (Pyle & Danniels, 2017).

Figur 2) Holistisk børne-, legesyn og pædagogisk tilgang

Socialpædagogisk tilgang	Interaktionistisk tilgang	Uddannelses-/lærings-tilgang
"Fri leg"/udvikling	Samspilsorienteret	Læring gennem leg/ legende læring/ udforskning
Lærerig leg (the playing learning child)	Samskabende leg (co-creation) (play-based learning)	(playful learning)
Omsorg og udvikling	Holistisk/samskabende	Uddannelse/læring
Den tyske/ skandinaviske model	Børne- og samspilscentreret, universel model	Den engelske/franske model
Barnet som "Being"	Barnet som "Belonging"	Barnet som "Becoming"
Børnerettet	Legebaseret	Målorienteret
Hverdagsliv og -praksis	Den styrkede pædagogiske læreplan	Mål-middel-didaktik
Læring via lærende legende aktiviteter	Læring i samskabende leg og aktivitet	Læring fastlagt efter eksterne læringsmål
Pædagogen går "bagved" barnet	Pædagogen går sammen med barnet	Pædagogen går "foran" barnet
Leg (og aktivitet) initieret af børnene	Leg (og aktivitet) initieret af børn, men udvidet og beriget i samspil med pædagog	Leg (og aktivitet) initieret af pædagogen
	Pædagoger som kyndige deltagere sammen med/i samspil med børn	

Tester ikke, men observerer og vurderer	Tester ikke børn – måler læringsmiljøets virkning og betydning og for leg, læring, udvikling og dannelse	Testning: Har barnet de aldersrelevante færdigheder?
Procesorienteret evaluering: Diskussion af læringspraksis som erfaringsproces. Hvor er vi i processen? Hvor skal vi hen?	Evaluering af børnemiljøet: Hvordan er det at være barn her?	Målstyret evaluering: Nåede vi målene?

De studerende omtaler i interviewet, hvorledes de i hverdagen oplever, at de veksler imellem de tre pædagogiske tilgange (udskrift af interviews med side- og linjenumre kan ses på https://www.ucviden.dk/da/projects/legebaseret-p%C3%A6dagogik).

P4 Ja, det er det med at finde et leje… hvor man bliver klar over de forskellige roller, man kan indtage, altså man kan enten gå foran, ved siden af eller bagved, eller være observatør… der er mange muligheder… og det med hvilke muligheder giver jeg børnene, når jeg vælger rolle. Der er mange børn, der gerne vil være leder i legen, den der bestemmer og ligesom har forudsigelighed i legen. For at give dem bedre kompetencer og redskaber, så går jeg ind og udfordrer dem ved at jeg er den, der går foran, jeg er den, der bestemmer.

Så det kommer også an på hvordan, man bruger legen, så det er jo udfordrende… hvornår er man selv tilfreds og også, hvor går min egen grænse. Det skal man også have med i sine overvejelser, når man snakker om leg, fordi det jeg kan synes er vildt fedt, hvis man tumler med børnene, men det omkring én kan man også godt have med, fordi man er refleksiv som voksen… men det giver så meget, at man er med i legen, og det medfører også at legen fortsætter længere…

... og nogle gange kan man også opleve at børnene er så fordybede i deres leg, at det er mere forstyrrende at man kommer ind, fordi man lige vil se, hvad de laver. Så det er meget forskelligt.

Interview med pædagogstuderende, s.4-5, l. 43-4

Den studerende fortæller her, hvordan legen observeres, og det vurderes, om børnene har brug for hjælp, fx i forhold til social læring enten gennem at tage ledelsen i legen eller gennem refleksion i og med legen, der fører til videreudvikling eller fastholdelse af legen over tid.

Den pædagogstuderende viser sig som kyndig deltager sammen med/i samspil med børn og som reflekteret i forhold til, at legen skal beskyttes.

Det vigtigste er, at legen er børnecentreret, og at der indtages et samspilsorienteret (interaktionistisk) perspektiv. Det betyder, at det ikke handler om leg eller læring – om perspektiverne being eller becoming – men om et "både-og". Med begrebet belonging interagerer being og becoming gennem det, at barnet oplever det meningsfuldt at være med i legen.

P4 Jeg tror også det gælder om at have flow... lige pludselig så er tiden bare gået. Jeg synes der er mange gode lege, så det er svært at sige, hvad der er yndlingslegen. Det har noget med stemninger at gøre, men jeg elsker at sidde i sandkassen og være fordybet og kan udspille en masse i det, både det her med at bygge huse, men også det giver en masse muligheder. Men jeg oplever ofte, at min rolle bliver det her med at understøtte – i dag var det fx noget med at hente tæpper så de kunne bygge huler inden for, så jeg bliver den her der igangsætter og hjælper dem til at komme videre i deres leg – måske det her med rekvisitter og redskaber, så det er tit den rolle man får, men jeg deltager lige så tit også i rollelege, selvom det er udfordrende... man skal finde et leje, for man er jo også voksen, det her med at give sig hen til legen oplever jeg som en udfordring, men som man bliver bedre til, jo mere man øver sig.

s.4, l. 30-38

5.0 Det børnecentrerede kontinuum for legebaseret pædagogik

Fri leg/lærerig leg/samskabende leg/legende læring/læring gennem spil kan demonstreres i følgende model, figur 3) ((Pyle & Danniels, 2017, s. 282). Eksemplerne, der viser hvordan legen kan se ud i praksis, stammer fra observationer med ECERS-3 i en række jyske kommuner (Næsby, Okslund, Pedersen, & Skytte, 2021). Legeformerne eksemplificeres igen og uddybes i kapitel 7 fra side 57-105.

Figur 3) Legebaseret pædagogik – kontinuum

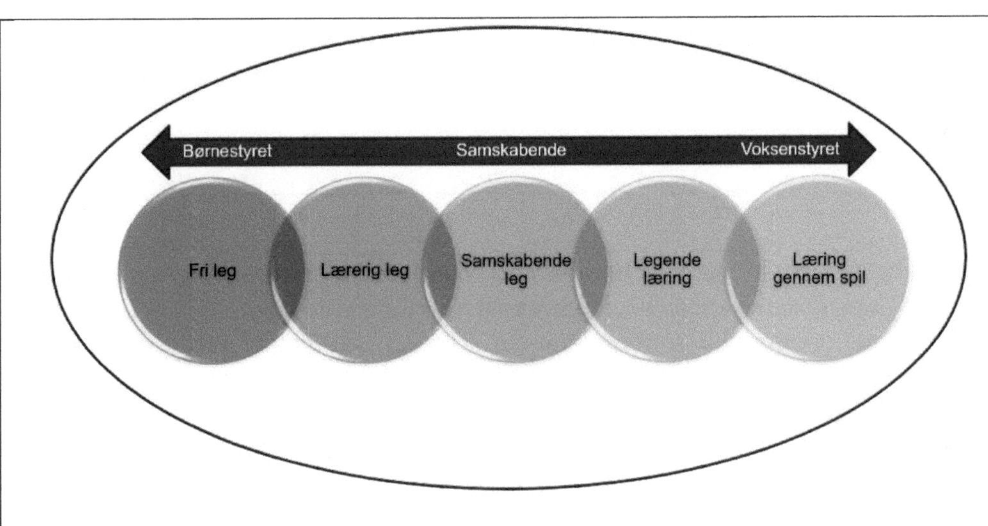

Fri leg i dagtilbud er stort set altid "børnestyret, frivillig, fleksibel og involverer oftest rolleleg" (Pyle & Danniels, 2017, s. 275). Det betyder, at børnene selv individuelt kan vælge materialer og kammerater. Den er underlagt kontekstens strukturelle og organisatoriske forhold, det vil sige det foregår i et dagtilbud, men typisk med meget lidt involvering fra pædagogens side, fx sker pædagogens interaktion som respons på barnets behov (Harms, Clifford, & Cryer, 2015). Pædagogen deltager på opfordring fra børnene, ligesom pædagogen kan iværksætte aktiviteter og foreslå lege.

Det kan være nogle som børnene kan vælge at være med i, eller de kan selv finde noget andet, de har lyst til. Indimellem kan der tilbydes hjælp til problemløsning:

En gruppe børn leger på legepladsens cykelbane. De kører rundt, spænder ladvogn på og skiftes til at styre, skubbe og sidde bagpå. På et tidspunkt bliver de uenige om, hvis tur det er til at styre cyklen eller sidde bagpå. De diskuterer højlydt og en pædagog, der cirkulerer rundt på legepladsen, går hen til dem.

V: Hvordan kan I løse problemet, mener I? Børnene forklarer, hvad der er gået forud, og hvad de er uenige om.

V: Ja, men hvordan kan I komme videre med legen? Har I begge to lyst til at styre? Eller skubbe? Børnene svarer bekræftende.

V: Kan I blive enige om at skiftes? De nikker og aftaler indbyrdes, hvem der skal styre først og næst og leger videre.

Observation i Risskov Dagtilbud, Aarhus kommune

I **lærerig leg** (inquiry play, guided play) er målet stadig underlagt legens præmisser og børnenes initiativer, det vil sige børnestyret, men indholdet kan udvides og beriges af pædagogen, fx ved at understøtte at legen kan fortsætte ved at tilbyde nye muligheder, viden eller materialer (Sylva, Sammons, Melhuish, Siraj, & Taggart, 2020). Og pædagogen kan, fx mere refleksivt, spørge sig selv: Hvilke læreplanstemaer sættes i spil her? Det vil sige reflektere over, hvilke temaer der *er* i spil, henimod hvilke temaer der *kan* sættes i spil her. Det er i denne distinktion, at skiftet til den samskabende leg ligger.

En gruppe børn er gået i gang med at indrette og lege "café". De finder forskellige materialer frem og pædagogerne henvender sig i legen. En pædagog hjælper med at skrive skilte, og en anden pædagog "får øje på skiltene". Pædagogen læser op fra skiltene – både korrekte ord som åbningstider og åben/lukket og de legeord, børnene selv skriver: HRA og HELF … og siger: Uhmm… det lyder lækkert det der HRE, det vil jeg glæde mig til at smage.

Observation i Tranbjerg Dagtilbud, Aarhus Kommune

Samskabende leg er både børne- og voksenstyret i et forhandlet samarbejde. Samskabende leg er kendetegnet ved oplevelse af delt kontrol i den forstand, at legen styres og kontrolleres af børn og voksne i et forhandlet samarbejde (Pyle & Danniels, 2017, s. 283). Pædagoger og børn konstruerer kollaborativt legens kontekst og tema samt de ressourcer, der gør legen mulig. Det er inden for disse samskabte rammer, børnene er iscenesættere af legen. Pædagogerne har så den særlige opgave at allokere børns udbytte af legen ved afklaring af, hvilke læreplanselementer og læringsmuligheder der aktualiseres i legen. Pædagogernes bestemmelse af relationen til læreplanens mål er en klarlægning af, hvilken mulig forbindelse der træder frem. Samskabende leg indebærer en høj grad af dynamik og dialektik. I relation til læreplanen kan man også sige, at som udtryk for legens dobbelthed – inden for og uden for på én og samme tid - tildeler eller definerer pædagogen legen et mål og et udbytte (outcome) ved at reflektere over og klarlægge legens indhold og den mulige læring, der finder sted.

Legen eller aktiviteten kan være målformuleret og igangsat af pædagogen, men den kan undervejs – eller senere - ændre form, fx til mere eksperimenterende karakter, eller børnene tager på et tidspunkt legen i egen hånd og udvikler den i den retning, de finder meningsfuld og er motiverede for.

Leg og aktivitet kan opstå af pædagogers iagttagelse af børns opmærksomhed, optagethed og interesse (fx "børnenes spor", ved "at lytte til børnene") og af en efterfølgende forhandling/iscenesættelse af leg/aktivitet, hvor børn og pædagoger sammen beslutter, hvad der skal ske, og hvor børns deltagelse er frivillig. Der skal være motivation til stede. Personalet ændrer således målorientering, alt efter hvordan et forløb udvikler sig over tid:

I forbindelse med et hulebyggeri finder børnene nogle smådyr. Pædagogen griber initiativet og foreslår, de leder flere steder på legepladsen. Pædagogen går forbi en træstub, men børnene spørger, om de ikke skal lede her. De samarbejder herefter om at løfte træstubben. Da den er blevet fri, begynder et barn at rive i jorden. Flere smådyr kommer frem, og drengens initiativ fremhæves for de andre børn:

Pædagog: Godt Silas (og henvendt til de andre børn), prøv at se en god ide Silas fik!

Pædagogen artsbestemmer de små dyr, men børnene bidrager også. Et barn viser hvad det har fundet:

Pædagog: Yes, et nyt dyr

Barn: Det er et tusindben!

Pædagog: Ja, det er det nemlig

Observation i Tranbjerg Dagtilbud, Aarhus Kommune

Legende læring (playful learning) er mere "målstyret og struktureret på den måde, at børnene engageres på en legende og involverende måde" (Pyle & Danniels, 2017, s. 284). Børnene har stadig indflydelse på legens fortælling og udvikling (Broström beskriver det som rammeleg), men bestemte elementer, fx skrift og tal, indgår i legen. Sådanne lege kan også tage afsæt i definerede interessecentre eller legeområder (Harms, Clifford, & Cryer, 2015), men udfolde sig helt på børnenes præmisser.

Pædagogen reflekterer over, hvilke læreplanstemaer der **kan** og **skal** sættes i spil. Dette er distinktionen mellem legende læring og samskabende læring. Brug af legemanuskripter, regellege og Playworlds kan didaktisk være vejen mod samskabende leg, i det omfang at børnene inddrages i udarbejdelsen af disse rammer for legen.

Børnene leger "Alle mine kyllinger kom hjem" sammen med en voksen. Legens regler følges nøje og de ældste børn fører an i råbene og legens regler, mens de yngste børn iagttager de ældste børn og kopierer de forskellige positioner, som kyllingerne skal indtage. Det bliver tilsyneladende for voldsomt at forestille sig at blive fanget hos et af de yngste børn, så barnet søger den voksne, der derefter holder barnet i hånden og løber sammen med hende. Nogle af "Ulvene" gør vrøvl over dette, men flokken bliver hurtigt enige om, det ikke er snyd alligevel, "fordi hun er så lille".

Observation i dagtilbud, Favrskov Kommune

Når brug af regellege og andre spil inddrages, og hvor det er reglerne i legen eller spillet, der skal udforskes og læres, iagttager vi en distinktion hen mod læring gennem spil.

Læring gennem spil indeholder en understøttelse af grundlæggende sproglig, matematisk og social udvikling med videre gennem engagement i et spil, fx vendespil og billedlotteri, hvor der er regler, og der er indarbejdet og tilbydes en bestemt slags vidensindhold og -former (Pyle & Danniels, 2017). Det opfattes ofte af børnene som leg mere end som spil, selvom spillets regler i udgangspunktet sætter rammerne for aktiviteten.

> Pædagogen og tre 5-årige børn sidder ved et bord og spiller Ludo. "Din tur til at slå", siger pædagogen til et af børnene. Barnet kaster terningen. "Hvor mange felter skal du rykke?" Barnet kigger på pædagogen. "Du skal tælle prikkerne på terningen". Barnet tæller: "En, to… fem!" "Ja, så skal du flytte brikken fem felter". Barnet flytter brikken mens det tæller højt. "Orv, jeg står på den der… den der…" "Fodbold", siger et andet barn. "Ja, ha ha, den ligner en fodbold… det er en globus", siger pædagogen, "så må du slå igen".
>
> Observation i dagtilbud, Favrskov Kommune

I praksis har pædagogen altid under en eller anden form læreplanen – og dermed en vis målorientering – med sig som den baggrund pædagogikken og didaktikken udfolder og udmønter sig på i dagtilbuddets læringsmiljø som vist i figur 4. Sammen med viden om børn og børns udvikling generelt og specifikt i forhold til de konkrete børn pædagogen arbejder med, sætter pædagogen temaer i spil, som udgør grundlaget for de beslutninger, der træffes.

Hvilke temaer **er** i spil i børnenes leg? Hvilke temaer **kan** sættes i spil? Og hvilke temaer **skal** sættes i spil? Børnenes virksomhed, den pædagogiske virksomhed og den kulturelle og samfundsmæssige virksomhed væves sammen. Det børnecentrerede perspektiv går på tværs af de forskellige former for leg, og "der tilstræbes en balance mellem legeformerne" (Taggart, 2019, s. 85) (EVA, 2020), og spørgsmålet om hvem der igangsætter legen bliver mindre vigtigt og glider ud af syne.

Figur 4) Legebaseret pædagogik – børnecentreret og i relation til læreplanen

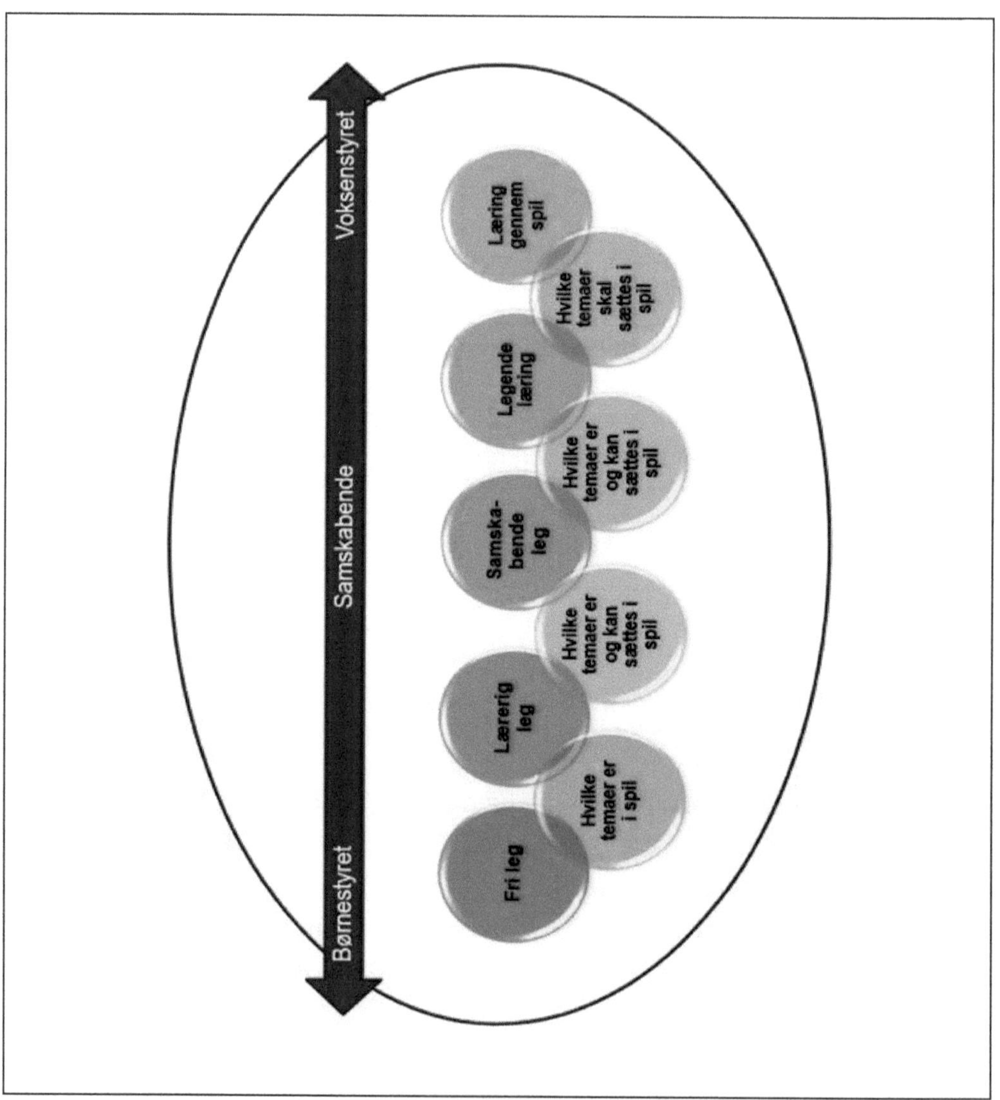

Begrebet om og forståelsen af **legebaseret pædagogik og legebaseret læring** undersøges også af New Zealandske Helen Hedges and Maria Cooper. På linje med Pyle og Danniels foreslår Hedges og Cooper at forlade binære og traditionelle opfattelser af leg og læring og argumenterer for, hvordan sociokulturelle (eller kulturhistoriske) teorier, afledt af Vygotsky (1978, 1986) fremhæver det relationelle, konteksten og kulturen som centrale (Hedges & Cooper, 2018).

Her understreges vigtigheden af interaktioner og samtaler, der understøtter komplekse aktiviteter såsom leg.

Deraf følger, "at pædagoger har et ansvar for at bevæge sig fra at være passive observatører i periferien af leg, eller didaktiske instruktører i aktiviteter, der ikke involverer leg, til at styrke det relationelle og være kyndige deltagere sammen med børn under og inde i leg" (Hedges & Cooper, 2018, s. 371).

Børnecentreret og relationel pædagogik

Det handler ifølge Hedges og Cooper om at se børn, leg og spontanitet som centralt for pædagogiske beslutninger om og i praksis og om at komme videre fra historiske ideologiske kampe, fx om børns frie leg, og samtidig modstå et aktuelt politisk pres, der risikerer helt at underkende legens betydning for børns læring og udvikling.

De understreger, at legebaseret læring udfolder sig gennem pædagogens holdning.

I deres studie af legebaseret pædagogisk praksis sammenfatter Hedges og Cooper (2018), at relationel pædagogik bygger på pædagogernes dybtgående viden om børns interesser og respekt for børn som kompetente aktører.

Og Broström konkluderer, at udvikling skabes organisk og intuitivt, i takt med at erfarne og kyndige pædagoger interagerer med børns motiver, intentioner, fantasi og tænkning (Broström, 2017).

Legebaseret læring

En legebaseret pædagogik kan omfatte og inspirere, men behøver ikke at diktere tidlig akademisk læring, mener Hedges og Cooper (2018).

Konceptuel læring kan opnås over tid og indirekte, når pædagogerne reflekterer over de muligheder, der opstår, for gennem deres faglige viden og dygtighed at fremhæve børns egen forståelse og de begreber, de bruger, uddybe samtalen og bruge erfaringer, der udvikler forståelser på meningsfulde, proaktive og respektfulde måder.

Teoretisk vil det med Vygotskys begreber sige at arbejde i de medierende rum mellem og inden for Vygotskys forestillinger om zonen for nærmeste udvikling og hverdagslige og videnskabelige koncepter (Bodrova & Leong, 2007). I denne metaforiske og teoretiske mediering kan pædagogerne forblive sensitive, udforskende og reflekterende i løbet af legebaserede pædagogiske samtaler og aktiviteter med børn.

"Ved hjælp af deres faglige viden kan de opmuntre børns læring og udvikling relateret til børns motivationer og interesser, samtidig med at man bereder vejen for gradvis rekontekstualisering af hverdagens viden ind i videnskabelige begreber" (Hedges & Cooper, 2018, s. 380).

De svenske forskere Karian Adbo og Klara V. Carulla (2019) tager også afsæt i et kulturhistorisk perspektiv (Vygotsky, 1976) og undersøger, hvordan legebaseret læring kan understøtte børns udvikling af "emerging science". Forfatterne skelner mellem to begreber om læring. Læring som udforskning og læring som en kulturel proces.

Ud fra Fleer og Pramling (2015) betragtes læring som udforskning som en børnecentreret tilgang, hvor pædagogens valg af aktiviteter stammer fra fortolkninger af barnets egne spørgsmål og ideer.

Kritikken mod denne tilgang er ifølge Adbo og Carulla, at fortolkninger er vanskelige og meget går tabt i oversættelsen af barnets handlinger (Fleer & Pramling, 2015). En anden bekymring er, at denne tilgang undertiden resulterer i, at barnet overlades til sin egen udforskning og ikke får aktiv støtte til at fremme sine oplevelser.

Læring som en kulturel proces

Når læring imidlertid ses som en kulturel proces (Vygotsky, 2016), kan pædagogens valg af aktiviteter ikke adskilles fra læringssituationer.

Her ses læring som opnået og motiveret gennem barnets sociale interaktioner med den ydre verden, i modsætning til at stamme fra den enkelte, der udforsker hans eller hendes omgivelser (som ved læring som udforskning).

En vigtig sondring mellem disse to paradigmer er, at i forbindelse med den kulturelle proces er børnehaven mere læringscentreret (Fleer, 2015) (Siraj-Blatchford I. , 2009) (Adbo & Carulla, 2019).

I dagtilbud er læringsaktiviteter indrammet i form af leg og er en naturlig del af børnenes sociale og kulturelle sfære og dagligdag. Legebaseret læring er også en måde at inkludere følelser på, samtidig med at man bevarer opmærksomheden på barnets hverdagssituation.

At bevæge sig ind og ud af imaginære situationer er et andet væsentligt element af legebaseret læring. Vygotsky (2016, s. 16) forklarer, at "skabelsen af en imaginær situation er ikke en tilfældighed i et barns liv; dets første konsekvens er barnets frigørelse fra situationelle begrænsninger ". Den samme bevægelse ind og ud af imaginære situationer, fx i historiefortælling og i dramaleg/rolleleg, gør det muligt for barnet at bevæge sig mellem abstrakte begreber og konkrete situationer (Fleer, 2010) (Adbo & Carulla, 2019).

Nogle af de teoretiske overvejelser, Adbo og Carulla lægger til grund for en legebaseret læringsaktivitet eller læringssituation, er altså vedvarende fælles tænkning, dobbeltbevægelse (inden for og uden for legene på én og samme tid) og et dialektisk syn på læring (læring sker i gensidigt samspil med omverden). I praksis medfører disse overvejelser, at en læringssituation ikke kan analyseres uden også at analysere resultatet af pædagogens pædagogiske perspektiv eller "pædagogens subjektivitet" (Fleer & Pramling, 2015).

Vedvarende delt tænkning (Siraj-Blatchford I. , 2009) er et begreb, der beskriver den faktiske læringssituation som et mentalt møde eller som en "kontekstuel intersubjektivitet". Det vil sige, hvor pædagog og barn finder gensidig forståelse, og hvor læring kan inspireres ud fra hverdagslige koncepter (Adbo & Carulla, 2019).

6.0 Pædagogens deltagelse i leg i praksis – krav til pædagogen

Ifølge Björklund (2014) viser undersøgelser af pædagogens rolle i børns læring vigtige egenskaber ved interaktion mellem voksne og børn, når det sker som legende samspil, som netop påvirker børns muligheder for at lære i børnehaven (Samuelsson & Johansson, 2009) (Björklund, 2014).

Først og fremmest anerkendes pædagogens aktive deltagelse som væsentlig, men hvordan han/hun interagerer med børnene, er endnu mere afgørende. Der er især to egenskaber, der ser ud til at lette små børns læring. "For det første pædagogens ægte interesse i at udforske læringsobjekter sammen med børnene og for det andet en narrativ tilgang, der sætter læringsobjektet i en kontekst af mening og forhold, som børnene kan forholde sig til" (Björklund, 2014, s. 382).

I et senere studie har Björklund og Palmèr (2019) undersøgt, hvad der sker med leg og børns deltagelse i leg når, som det udtrykkes, legens frihed og åbenhed møder undervisningens målorientering i form af pædagogers didaktiske hensigter (undervisning forstås her som et fænomen, der skabes i fællesskab af deltagerne, og som i sin kerne forstås som, hvordan man gør for at hjælpe nogen med at lære sig noget.

Dette udgør blandt andet grundlaget for, at man i Sverige har udviklet begrebet om "legeresponsiv undervisning" som et pejlemærke for pædagogers didaktiske møde med legen).

Deltagelse og målorientering

Björklund og Palmèr finder, at pædagoger kan skabe eller gøre sig til deltagere i legen og samtidigt være orienterede mod bestemte mål fra læreplanen (eksempelvis mere eller mindre afgrænsede scienceområder), og at pædagoger, hvis børnene er eller bliver optaget af et andet indhold i legen, kan ændre målorientering og dermed deltage med andre udspil i legen.

Det iagttages således i undersøgelsen, at pædagogers målorientering skabes i interaktionen.

I studiet vises det også, hvordan pædagogers målorientering er rettet mod "kritiske færdigheder for legedeltagelse". Det vil sige, at pædagoger retter opmærksomheden mod børns tilegnelse af viden og færdigheder, som øger barnets muligheder for at deltage i den konkrete leg.

Her bliver pædagogers "lydhørhed" i forhold til barnets udtryk en afgørende faktor for, at pædagogen kan bidrage med udspil som i forhold til deltagelsesforudsætninger "rammer" nærmeste udviklingszone.

Björklund og Palmèr viser, hvordan børns optagethed og deltagelse i legen synes at være mest intens i netop disse tilfælde (Björklund og Palmèr, 2019).

Meacham m.fl. (2014)) retter fokus mod den sproglige del af interaktionen og fremhæver, at pædagoger kan understøtte børns rolleleg [sociodramatiske leg] ved at hjælpe børn med at opretholde deres leg og vedtage spillereglerne på passende måde, især ved hjælp af sprog (Smilansky, 1968).

Pædagoger [voksne] betragtes i denne forbindelse som mere støttende legepartnere end kammerater (Tudge & Rogoff, 1989).

"Pædagogerne kan også hjælpe børnene med legematerialer og rekvisitter for at skabe en passende ramme/et legeområde), fungere i en instruktørrolle eller indtage en rolle og lege med" (Meacham, Vukelich, Han, & Buell, 2014, s. 563)

I forhold til betydningen af pædagogers deltagelse i børns leg og fysiske aktiviteter påviser Hanne Værum Sørensen (Sørensen H. , 2012) i sin ph.d.-afhandling "Børns fysiske aktivitet i børnehaven" blandt andet den positive forskel, det gør for børns vedholdende deltagelse og engagement, når voksne deltager i legene og er rollemodeller.

Et af resultaterne af forskningen viste også, at når pædagogerne ikke kun instruerede verbalt, men også kropsligt, var børnene selv i stand til fx at spille stikbold, når pædagogen forlod legen. Et af de ældste børn påtog sig da pædagogens rolle.

Analyserne viste endvidere, at pædagogernes kompetencer i forhold til at tilrettelægge og tilbyde mange forskelligartede lege gav pædagogerne mulighed for at kunne tilpasse legene til børnene og ikke omvendt.

Interaktioner med god kvalitet

Andre forskere fremhæver tre indikatorer for interaktioner med god kvalitet (Trawick-Smith, Swaminathan, & Liu, 2016).

Den første indikator er hyppigheden af interaktioner i Vygotskys zone for nærmeste udvikling, hvor niveauet stemmer overens med børnenes behov og udvikling.

Den anden indikator er hyppigheden af legeinteraktioner, når pædagogen med mellemrum bevæger sig ind og ud af legen uden at overdirigere/instruere børnenes aktiviteter.

Endelig er den tredje indikator antallet af åbne spørgsmål fra pædagogen (ibid.). At stille åbne spørgsmål er et vigtigt element i stilladsering samt guidet leg og læring, fordi det giver pædagogen mulighed for på en sensitiv måde at guide børnene mod ny forståelse uden direkte at give dem svarene.

Karlsen og Lekhal (2019) går i et norsk studie et skridt videre og hævder, at uanset hvilken kategori af leg, der kan tales om, er det nødvendigt med støtte fra en voksen.

"I fri leg styrer børnene selv, hvilken retningen legen skal tage, mens pædagogens rolle er ikke direkte at forstyrre eller overskygge børns engagement" (Karlsen & Lekhal, 2019, s. 234).

Selvom der ikke bør være interferens (indblanding) fra pædagogerne, er støtte afgørende.

Denne støtte skal ske gennem "en kombination af vejledning og aktiv involvering, vekslende interaktioner og lange, gode samspil med en ægte interesse fra begge parter og feedback med sensitive svar fra den voksne" (Karlsen & Lekhal, 2019, s. 235).

Denne måde at understøtte leg og læring på finder også empirisk belæg i bl.a. den pædagogiske kvalitetsforskning (Sylva, Melhuish, Sammon, Siraj-Blatchford, & Taggart, 2004) (Pianta, La Paro, & Hamre, 2008).

Men ofte deltager pædagogerne ikke i børnenes leg

I Karlsen og Lekhals studie viser det sig, at 60 % af tiden i de to børnehaver, der deltog i undersøgelsen, kunne karakteriseres som fri leg. 40 % som voksenledet. I de 60 % af tiden, der gik med fri leg, var personalet fraværende i over 50 % af tiden.

Personalet deltog ikke i legen i mere end 15,5 % af tiden.

"Personalet var til stede/nærværende i 26,5 % af tiden, og resten af tiden tog de sig af andre ting" (Karlsen & Lekhal, 2019, s. 239).

I begge børnehaver tilbragte personalet altså det meste af tiden helt væk fra legesituationer under fri leg (det vil sige; ikke til stede). De involverede praktikere talte med hinanden eller deltog i opgaver uden for leg, såsom forberedelse af måltider eller oprydning. I nogle tilfælde involverede dette et barn.

De hyppigst observerede aktiviteter af denne art var at skifte tøj eller hjælpe børn med at bruge toilettet.

Personalets deltagelse i leg bestod oftest i, at de gik ind i en allerede igangværende leg efter anmodning fra et barn. Tiden, der blev brugt på at deltage i leg, varierede mellem 1 og 5 minutter. Personalet deltog ikke i længere tid og forlod regelmæssigt legen før børnene.

Kommentering var den næst mest almindelige understøttende adfærd, der blev observeret. Det omfatter lukkede spørgsmål, korte kommentarer og små opmuntringer. "Kun i 6 % af tiden forekom længerevarende interaktioner i form af samtaler – og de tog meget sjældent mere end 2 minutter" ((Karlsen & Lekhal, 2019, s. 241).

Personalets hjælp til børnene som en tredje adfærd var ikke almindelig i børnehaverne under observationerne i den norske undersøgelse (7 %). Under denne adfærd var personalet observerende eller hentede materialer/ressourcer til legen – enten uafhængigt eller efter anmodning fra et barn.

Personalet blev også ofte set i færd med at skubbe børn på gynger eller hjælpe dem ned fra klatrestativer. Denne support involverede ikke ret meget yderligere interaktion såsom en samtale eller udvidelse af situationen.

Støttende adfærd i form af instruktion var den mindst hyppigt observerede opførsel og forekom nærmest ikke (Karlsen & Lekhal, 2019).

Børnenes perspektiv

Set fra børnenes perspektiv finder Samuelsson og Johansson (2009) fem kategorier, hvor børns grunde til at inddrage pædagogen kan spores: at få hjælp fra pædagogen, blive anerkendt som kompetente personer, gøre pædagogerne opmærksomme på at andre børn bryder reglerne, få information om og bekræfte hvordan tingene fungerer og involvere pædagogen i leg.

Både børn og pædagoger synes at være enige om disse former for samspil. Det indebærer også, at børnene selv skaber plads til deres leg, og det indikerer, at pædagogerne til en vis grad giver børnene dette rum. Dette kræver dog, at pædagogerne udvikler en målrettet strategi, der involverer både leg og læring (Samuelsson & Johansson, 2009).

Singer et al. (2014) viser i denne forbindelse gennem både kvantitative og kvalitative analyser en stærk samvariation af variabler.

Når pædagogen blot monitorerede legen eller deltog kortvarigt – og andre børn gjorde det samme – var der større sandsynlighed for ensidige interaktioner.

Når pædagogen altid var i nærheden, observeredes gensidige interaktioner. Hollandske pædagoger bruger ifølge Singer et al. det meste af deres tid på at gå rundt. Deres pædagogik ser ud til at være baseret på en model for individuel pleje/omsorg og kontrol og uopmærksomhed for gruppedynamiske processer.

Dette mønster kan genfindes i danske børnehaver. En undersøgelse af kvalitet i kommunale børnehaver viser, at personalet sjældent har samtaler med børnene, mens de leger og eventuelt deltager i rolleleg – uden at overtage legen – det finder kun sted i 14 % af de observerede dagtilbud (målt med ECERS-3 for rolleleg punkt 21.5.3.) (EVA, 2020).

At have samtaler med børnene, finder kun sted i 25 % af interaktioner mellem voksne og børn (punkt 13.7.1), observeret i et nationalt sample (n=165) (EVA, 2020).

Det er samtaler, hvor pædagogen stiller spørgsmål, der lægger op til længere svar og refleksion, stimulerer sprog eller som på anden vis udvider og beriger legen.

God timing

At gå ind og ud af børnenes leg – for at understøtte børn-børn-relationer eller for at hjælpe børn med særlige behov – gør timing kritisk. Ved hjælp af forskellige observationsmetoder, fx lytning til børnenes egne udsagn, deres kropssprog og adfærd, skal pædagogerne vurdere, om deres indgriben eller beslutninger i det hele taget kan berettiges.

Observationerne – både i legen og set udefra – giver mulighed for at se børnenes legetemaer, roller, ord og plot (Stanton-Chapman T. L., 2015).

Men beslutningen om at deltage i børns leg skal tages, så en intervention ikke forstyrrer igangværende interaktioner.

At forlade børnenes leg og give kontrollen tilbage til børnene er også en kritisk øvelse, som pædagogerne skal kunne mestre. Stanton-Chapman trækker på Trawick-Smith ((2001), som diskuterer vigtigheden af at forlade børns leg yndefuldt og fejlfrit ved at bruge en af flere strategier.

Den første strategi er, at pædagogen bruger historiefortælling til at forklare, hvorfor legen forlades, fx med en historie om at skulle vende tilbage til arbejde.

Den anden strategi er, at pædagogen forlader legeområdet stille og roligt, når børnene er involveret i legen og ikke bemærker, at pædagogen forlader den.

Endelig kan pædagogen simpelthen forklare børnene, at han eller hun skal forlade dem for at lege med andre børn, fx "Nu er det tid for mig at gå, fordi jeg lovede Liv og Vega, at jeg ville hjælpe dem med deres puslespil".

Denne strategi giver effektivt børn mulighed for at vide, at pædagogen ikke altid er en ligeværdig legekammerat, men også en voksen person, der er ansvarlig for andre børn/hele gruppen i børnehaven (Stanton-Chapman T. L., 2015).

7.0 Legeformerne i den legebaserede pædagogik

I de følgende afsnit uddybes de fem legeformer, som er fremanalyseret gennem litteraturstudiet. Der trækkes på de teoretiske og empiriske studier, der er inkluderet, og legeformerne beskrives med eksempler fra interviews med pædagogstuderende, der fortæller om, hvilke udfordringer de har mødt i deres praktik i forbindelse med at involvere sig i børns leg.

7.1 Fri leg (free play)

Pædagogen deltager sjældent i leg

Fleer (2015) har i et studie fra 2015 anvendt videoobservationer til at undersøge pædagogers interaktioner med børn under fri leg. Hun fandt, at de fleste pædagoger holder sig uden for børns frie leg. Pædagogdeltagelse i børns leg er en sjældenhed, og pædagoger har ofte en tendens til at bruge tiden på at guide i forhold til børns adfærd, forberede materialer (Ihmeideh & Al-Qaryouti, I., 2016), observere leg og sætte grænser for adfærd (Peterson, Madsen, A., Miguel, J.S., & Jang, S. Y., 2016).

Et andet internationalt studie (Yang, 2013) viste, hvordan pædagoger primært fokuserede på ikke-legerelaterede situationer under børns leg. Fx at tage sig af børns kroppe og helbred. Faktisk viste studiet, at denne form for interaktion forstyrrede børns leg. Baseret på disse fund ser det ud til, "at pædagoger generelt har tendens til enten ikke at deltage i leg eller at deltage på en forstyrrende måde" (Ivrendi A. , 2017, s. 5).

I en ph.d.-afhandling og et aktionsforskningsprojekt tager Sørensen (2015) afsæt i det faktum, at for børn i børnehaven, der bliver ekskluderet fra legefællesskaberne i den frie leg i børnehaven, kan det have stor negativ indflydelse på børnenes livskvalitet og trivsel (Folkman, 2004; Lillemyr, 2009).

Der bliver i studiet arbejdet med den hypotese at: "den dramapædagogiske indsats qua sit nære slægtskab med børns egne dramatiske lege ville kunne stimulere og kvalificere disse lege, idet de deltagende børn som en internaliseret evne ville kunne overføre en dramatisk legekompetence udviklet og anvendt i et dramapædagogisk forløb til egne dramatiske lege" (Sørensen M. C., 2015, s. 119).

Dramatisk formsprog

Der arbejdes i den dramapædagogiske indsats med en didaktisk anvendelse af dramatisk formsprog med et lærings- og udviklingsmæssigt sigte – dramapædagogik. Det er en pædagogledet, didaktisk læringsaktivitet, hvorimod den dramatiske leg ses som barnets autonome aktivitet, der kan rumme en række lærings- og udviklingspotentialer, men som for den legende selv opleves som autotelisk, det vil sige at målet er i legen selv (Sæbø, 2010).

Med reference til blandt andet Bateson, Piaget og Vygotsky fremanalyseres der i rapporten følgende definition af [FRI] leg: "Leg er en frivillig, lystbetonet aktivitet, der frisætter aktiviteten fra den reale kontekst, og som metakommunikerer med budskabet 'dette er leg'" (Sørensen M. C., 2015).

Dramatisk formsprog og dramatisk leg iagttages i studiet som kulturelle udtryksformer, der overleveres og udvikles i praksisfællesskaber, hvor de læres, mens de anvendes i et samspil med en eller flere mere kompetente andre (Dewey, 2005; Holzman, 2009). Ud fra den forståelse er den dramatiske leg ikke barnets egen private udtryksform, og voksne og børns kulturelle udtryksformer behøver ikke ses som fundamentalt adskilte, men kan iagttages som dialektisk forbundne.

Sørensen konkluderer, at voksnes deltagelse i børns dramatiske lege i et ligeværdigt horisontalt forhold kan inspirere og kvalificere både den dramatiske leg og relationen imellem børn og voksne. I den fælles motivation kan legen repræsentere et fælles tredje, hvor aktiviteten bliver målet for interaktionen og ikke interaktionen i sig selv (Husen, 1985). Så det kan derfor have stor betydning, at pædagogen indgår i legen, dels for at inkludere alle børn i legen og dels for at være medudvikler af såvel den dramatiske legs form som dens tematiske indhold – hvormed den antager karakter af samskabende leg.

Læreplanen og kvalitet i dagtilbud

Den danske læreplan fremhæver, at praktikerne bør give børn mulighed for at lege på egne vilkår. Det hedder imidlertid også, at personalet skal støtte og berige denne aktivitet, og det fremhæves i den danske læreplan, at det skal foregå over hele dagen, både i aktiviteter initieret af børnene, af de voksne og i fællesskab (Dagtil-budsloven, 2020).

Dette kan ikke opnås effektivt, hvis praktikerne ikke bruger tid på at interagere med børn eller bruger store dele af legetiden væk fra børnene.

Undersøgelser af kvalitet i dagtilbud nationalt, fx (Næsby, et al., 2020) og (EVA, 2020) og mange internationale studier (fx EPPE/ (Sylva, Melhuish, Sammon, Siraj-Blatchford, & Taggart, 2004), EPPSE/ (Taggart, Sylva, Melhuish, Sammons, & Siraj, 2015) og reviews (fx (Christoffersen, Højen-Sørensen, & Laugesen, 2014) (Dietrichson, Kristiansen, & Nielsen, 2018) har vist, at kvalitet i interaktion mellem voksne og børn er helt afgørende for, at dagtilbud har høj kvalitet.

Fraværet af tilstedeværelse eller af kvalitet i interaktion, som observeret i flere studier (Karlsen & Lekhal, 2019), (Kleppe, 2018), (Bjørnestad & Os, 2018), (Børnerådet, 2019) (EVA, 2020), medfører en tendens til at lade børn lege på egen hånd og skabe deres egne læringsmuligheder. Dette må være kontraproduktivt til støtte for børns læring, især når man tænker på den potentielle støtte, der kan tilbydes, når voksne er til stede under legen ((Sylva, Melhuish, Sammon, Siraj-Blatchford, & Taggart, 2004), (Taggart, Sylva, Melhuish, Sammons, & Siraj, 2015), (Moser, Leseman, Melhuish, Broekhuizen, & Slot, 2017)).

Børneperspektiver på leg

Studier af tyrkiske børns syn på leg viser, at nydelse spiller en central rolle i legen. "En undersøgelse af 6-årige børns perspektiver på leg viser, at udendørsleg med venner og familiemedlemmer værdsættes" (Erdoğan et al., refereret i (Ivrendi, Cevher-Kalburan, Hansen Sandseter, Storli, & Holla Sivertsen, 2019, s. 35).

Børns kriterier for at definere en aktivitet som værende leg inkluderer 1) legetøj, 2) at have det sjovt og 3) at være planlagt af børn (Koçyiğit & Baydilek, 2015).

Et studie af Pyle og Alaca (2018) fandt, at legemiljøet og pædagogernes tilstedeværelse under leg er afgørende faktorer for børns opfattelse af leg.

Studiet fandt, at på stuer, hvor børnene mest af tiden var optaget af fri leg og hvor pædagogerne det meste af tiden var fraværende fra legen, opfattede børnene ingen sammenhæng mellem leg og læring.

Modsat viste undersøgelsen, at børn, der var på stuer, hvor de var engagerede i varierende former for leg, og hvor pædagogerne var aktive deltagere i legen, opfattede børn leg og læring som sammenhængende fænomener. Børnenes legedefinitioner fokuserede på legetyper (fx rolleleg og konstruktionsleg) og legerelaterede følelser såvel som voksnes fravær i leg.

Et andet studie har i forlængelse heraf fundet, at børn definerer leg ud fra kvaliteter som mulighed for selv-initiativ, valgfrihed, sjov, kreativitet og det at være sammen med venner uden voksnes indflydelse og kontrol (Einarsdottir, 2014).

Udfordringer for pædagogen i "fri leg"

Selvom der som nævnt er en lang tradition for en form for legepædagogik i dagtilbud, er pædagogerne i reglen positioneret uden for børns leg. "Pædagogerne er ikke fysisk tæt på børnene. Børnene leger det meste af tiden alene eller sammen med andre børn. Pædagogerne involverer sig meget sjældent i børnenes leg" (Devi, Fleer, & Li, 2018, s. 304).

Det er ikke tilfældet for de interviewede pædagogstuderende. De fortæller generelt om et stort engagement i børnenes leg, om end det er udfordrende at deltage i rolleleg:

P5 Jeg er ret fan af de her fantasilege, og det kan både være slås- og skydelege, men det kan også være at nu skal vi på eventyr i skoven, vi skal opdage nogle ting, og vi skal være kreative på en anden måde end at sidde og klippe. Det er lidt en anden måde end rollelege. Vi har nogle børn, der har en fantastisk fantasi og så bygger vi huler, og herinde bor løven og så kommer dragen. De lege kan jeg lidt bedre være med til end far-mor-børn, hvor vi skal skifte dukketøj og give dem mad og sådan noget.

P6 jeg er fuldstændig [enig]… altså, jeg har også lidt svært ved at deltage i de rollelege med far-mor-børn. Jeg har tit tænkt over det, for jeg presser mig selv til at være med. Jeg har reflekteret over… jeg mister hurtigt interessen og bliver forstyrret af alt muligt andet. Jeg ved ikke om det er fordi man har været der selv, som barn. Jeg legede selv utroligt meget far-mor-børn. Nu leger jeg hellere fange- og dinosaur-lege.

P5 Ja, det er mere dem der fanger

s.8, I.14-23

På "kanten" af legen

Devi, Fleer og Li (2018) viser, at når pædagogerne (det pædagogiske personale) var i fysisk nærhed af/tæt på børnenes leg placerede de sig ved grænsen, men uden for legen. Som observationerne viser, indtager de rollen som observatører, forespørgere eller materialeleverandører - muligvis reflekterende i deres tro på, at voksne helst ikke skal direkte involveres i børns leg. En pædagogstuderende fortæller om denne udfordring:

P1 Det afhænger af, hvad legen har brug for… man står lige og aflæser lidt og prøver at komme frem til hvad lige præcis den leg har behov for. Jeg elsker at lege med. Men jeg blander mig også uden om når jeg kan se det går rigtig godt, når de er i gang med noget de skal have lov at fordybe sig i… hvis børnene har gang i en god leg, så blander jeg mig ikke. Jeg indtager alle positioner.

s.2, I.20-23

Selvom pædagogerne i undersøgelsen understreger legens betydning for børn, er de i undersøgelsens tidsstudie mere end fire gange så meget uden for end inden for børnenes leg (Devi, Fleer, & Li, 2018).

Denne traditionelle forestilling og praksis placerer pædagogerne på grænsen (kanten) til børnenes leg og tillader dem ikke at få en generel fornemmelse af børns leg.

Det gør det vanskeligere for pædagogerne at se deres placering inden for børns leg eller at have en nøglerolle inde i deres leg (Devi, Fleer, & Li, 2018, s. 309).

En udfordring, som blandt andre også Winther-Lindquist (Winther-Lindqvist, 2020) (Winther-Lindquist & Svinth, 2019) peger på, er, at der kan opstå usikkerhed – her hos de pædagogstuderende – når der leges rolleleg, og andre pædagoger ser på:

> P7… vi sad i dukkekrogen og havde cafe – det var lige i starten af min praktik – og det var faktisk rigtig fint, men lige så snart der kom voksen-øjne på mig, så ændrede jeg lidt på mig, kunne jeg mærke. Jeg blev egentlig lidt utryg i det, fordi jeg følte mig overvåget. Det var lidt det med, nu skal jeg lige se om du gør det godt nok – om det går som de forventer – det var den følelse jeg sad med.
>
> s.8, l.37-41

De studerende kan i nogle tilfælde – angiveligt mest i starten af praktikken – blive forlegne, men nogle overkommer det hurtigt eller har en mere sikker tilgang fra starten:

> P6 Ja, jeg kender faktisk godt den følelse… især hvis jeg virkelig skal skabe mig i en rolleleg, og der er nogle andre voksne der kigger på mig, så kan jeg godt få den der forlegenhed. Så giver man sig ikke 100 % ligesom, hvis det kun var børnene, der var der. Der kan jeg godt have den følelse. Især i starten [af praktikken], nu her er det der ikke, nu kender man også sine kolleger.
>
> P5 Det er sjovt du siger det. Det er ikke sådan decideret i legen, når jeg er sammen med børnene, når jeg er alene, kan jeg godt være barnlig, men når de andre er der, så er det lidt grænseoverskridende at fjolle og sådan.
>
> P7 Jeg er så ligeglad. Det er nemlig en af mine styrker, når jeg er i den situation at te sig og bare være til stede. Så er jeg ligeglad. Rolleleg kan blive lidt kunstig for mig. Men lige så snart det med at tumle, læbe stærkt, danse… så er jeg all-in.
>
> s.8-9, l. 43-6

Legeobservation giver indsigt

Gennem observation af leg via deltagelse i leg kan pædagoger få mere information om børns leg, og hvilke temaer der interesserer dem. Tarman og Tarman (2011) viser, hvordan legeobservation hjælper pædagogerne med at forstå følgende: Hvilke aktiviteter og hvilke materialer børnene bruger mest, hvor kompleks legen er, hvad den sociale kontekst for legen er, hvad indholdet er, hvilke temaer og roller børnene påtager sig, og hvordan disse er udviklet, samt varigheden af legen og hvordan barnets kommunikation med andre fungerer i legesituationer.

Ved at analysere børns leg gennem disse spørgsmål kan pædagogerne få ledetråde til vejledning af og i leg. Observationer giver også vigtig forståelse af børns sociale verdener. "Observation afslører, hvilken hjælp, hvis nogen, børn har brug for at udvikle og udvide deres leg" (Johnson, Christie, & Yawkey, 1999, s. 208).

… når man kommer ind et nyt sted [i praktik], så møder man dem [børnene] i leg, man får et indtryk af hvad de godt kan lide og hvad de interesserer sig for, for det er også det de leger, når man ser hvad de leger, så får du også et stort kendskab til dem, så jeg tænker egentlig at man godt kan blive handlingslammet, men også at der et godt redskab at gøre brug af, når man kommer ud som ny, som én der leger med børnene for det er den måde man lærer dem bedst at kende på.

s.4, l.20-24

7.2 Lærerig leg (inquiry play/guidet play)

Med henvisning til (Fischer, 2011) fremhæver Sommer, hvad pædagogen gør i "vejledt leg":

"I vejledt leg (guided play) udvider pædagogerne børnenes eksploration og læring. Den voksne kommenterer børnenes opdagelser; de leger aktivt sammen med børnene; stiller åbne spørgsmål under processen; kommer med forslag (på legens præmisser) som børnene ikke har tænkt på." (ibid: 343 – citeret i (Sommer, 2020)).

Sommer står dog for det synspunkt, at deltagelsen i legen ikke skal være voksen-vejledt deltagelse (om end det foregår på legens og børnenes præmisser), men mere definere deltagelsen som børnevejledt. Sommer skriver videre, at: "Leg er barneledt, også når den voksne leger med. M.a.o. afvikler voksenstyring legen. Der er en hårfin grænse, voksne ikke må overskride. Skal de være legepartnere, er det på barnets og legens præmisser" (Sommer, 2020, s. 37).

Mål kan skabes i interaktionen

Björklund og Palmèr finder, at pædagoger kan skabe eller gøre sig til deltagere i legen og samtidigt være orienterede mod bestemte mål fra den svenske læreplan (eksempelvis mere eller mindre afgrænsede scienceområder), og at pædagoger, hvis børnene er eller bliver optaget af et andet indhold i legen, kan ændre målorien-tering og dermed deltage med andre udspil i legen. Det iagttages således i under-søgelsen, at pædagogers målorientering skabes i interaktionen (Björklund & Palmér, 2019).

Meacham m.fl. (2014)) retter fokus mod den sproglige del af interaktionen og frem-hæver, at pædagoger kan understøtte børns rolleleg [sociodramatiske leg] ved at hjælpe børn med at opretholde deres leg og vedtage spillereglerne på passende måde, især ved hjælp af sprog (Smilansky, 1968).

Pædagoger [voksne] betragtes i denne forbindelse som mere støttende legepartnere end kammerater (Tudge & Rogoff, 1989). "Pædagogerne kan også hjælpe børnene med legemateriale og rekvisitter for at skabe en passende ramme/et legeområde), fungere i en instruktørrolle eller indtage en rolle og lege med" (Meacham, Vukelich, Han, & Buell, 2014, s. 563).

Timing er kritisk

At gå ind og ud af børnenes leg for at understøtte børn-børn-relationer eller for at hjælpe børn med særlige behov, gør timingen kritisk. Ved hjælp af forskellige obser-vationsmetoder, fx lytning til børnenes egne udsagn, deres kropssprog og adfærd, skal pædagogerne vurdere, om deres indgriben eller beslutninger i det hele taget kan berettiges.

Observationerne – både i legen og set udefra – giver mulighed for at se børnenes legetemaer, roller, ord og plot (Stanton-Chapman T. L., 2015). Men beslutningen om at deltage i børns leg skal tages, så en intervention ikke forstyrrer igangværende interaktioner.

Mens det niveau for stilladsering, der formidles af pædagogen som stage manager, kan være passende for mange børn, kan børn fra forskellige familier, børn fra udsatte miljøer eller børn med handicap have brug for, at pædagogen påtager sig rollen som legeudvikler ("lege-forstærker") [play enhancer], for at leg kan finde sted, ifølge Stanton-Chapman (2015).

Pædagoger, der påtager sig play enhancer-rollen, deltager i børns leg og giver støtte til at gøre det til en kvalitetsoplevelse for de involverede børn – uden at overtage den.

Evne til at iværksætte, deltage observerende og afslutte legen med følsomhed og anerkendelse for børnenes og legens præmisser er afgørende for at få succes med play enhancer-rollen (Stanton-Chapman & Hadden, 2011) (Stanton-Chapman T. L., 2015).

Enz og Christie (1993), refereret i Ivrendi (2017, s. 2), har identificeret fem legeroller, som pædagoger kan indtage i børns leg:

Regissør,

Icenesætter (stage manager),

Medleger (co-player),

Legeleder (play leader),

Direktør (director),

Uinvolveret (uninvolved/safety monitor). Se uddybning side 111-115.

I forhold til lærerig leg bliver især rollen som medleger aktiveret

Medleger (co-player)

Ud fra børns invitationer til leg, deltager pædagogerne *i* leg. De indtager en lille, frem for en stor rolle i legen. En vigtig pointe for pædagoger, når de agerer co-player/ medleger er at følge legens naturlige flow, mens de husker at lade børnene kontrollere legen. De pædagogstuderende fortæller om, hvordan de respekterer legen og prøver at vurdere, hvordan man bliver deltager uden at overtage initiativet fra børnene.

> P4 Jeg tror også det gælder om at have flow… lige pludselig så er tiden bare gået. Jeg synes der er mange gode lege, så det er svært at sige hvad der er yndlingslegen. Det har noget med stemninger at gøre, men jeg elsker at sidde i sandkassen og være fordybet og kan udspille en masse i det, både det her med at bygge huse men også det giver en masse muligheder. Men jeg oplever ofte at min rolle bliver det her med at understøtte – i dag var det fx noget med at hente tæpper så de kunne bygge huler inden for, så jeg bliver den her der igangsætter og hjælper dem til at komme videre i deres leg – måske det her med rekvisitter og redskaber, så det er tit den rolle man får, men jeg deltager lige så tit også i rollelege, selvom det er udfordrende… man skal finde et leje, for man er jo også voksen, det her med at give sig hen til legen oplever jeg som en udfordring, men som man bliver bedre til jo mere man øver sig.
>
> P3 Det er ikke så vigtigt om man selv deltager i legen, om jeg er aktiv eller bare lige med til at sætte i gang, eller jeg står og observerer. Det er bare det med, om legen er kvalificeret i sig selv, om den har læring… om jeg kan se det fungerer, så er det ikke så vigtigt hvad rolle jeg har i det.
>
> s.4, l. 30-41

Som deltager i legen kan pædagogen opretholde børns engagement ved at dele opmærksomhed og bekræfte børns opmærksomhed. ”Pædagogen kan understøtte og udvide børnenes engagement ved at pege på nye oplevelser, overraskelser og ved at engagere sig” (Singer, Nederend, Penninx, Tajik, & Boom, 2014, s. 1236).

Legeleder

I rollen som leder af legen (play manager) sætter pædagogen scenen ved at organisere de fysiske og sociale miljøer. Hun skaber et rigt læringsmiljø med organisering i indbydende legeområder eller interessecentre (Harms, Clifford, & Cryer, 2015), hvor der er tilstrækkeligt, varieret materiale og genstande til leg samt plads til at bevæge sig rundt uden at forstyrre andre børn (Singer, Nederend, M., Penninx, L., Tajik, M., & Boom, J., 2013). Pædagogen organiserer ikke kun børnenes miljø, men regulerer også aktivt børnenes adfærd ved at give dem direktiver, forslag og forklaringer på, hvorfor adfærd er eller ikke er passende. Pædagogen observerer børnene og hjælper dem med at finde aktiviteter, der imødekommer deres interesse. Som meget forskning i øvrigt viser, er positive forslag og varmt engagement for/i barnet mere effektiv end hårde ord og negative former for adfærdsregulering af barnets leg og adfærd (Siraj-Blatchford, Sylva, Muttock, Gilden, & Bell, 2002) (Sylva, Melhuish, Sammon, Siraj-Blatchford, & Taggart, 2004). To pædagogstuderende fortæller om det med at være engageret:

P5 Jeg tænker bare det handler om jeg er god til at være fantasifuld og lever mig ind i legen. Jeg er ligeglad med at sætte mig på jorden og blive væltet af børnene, jeg kommer med mine ideer og jeg skifter mellem at gå ved siden af og gå bagved og lade dem styre og tage deres ide og fantasi og så videreudvikle den her fantasi og hvad de er i gang med. Jeg er en aktiv del af legen, samtidig med jeg lader dem styre det univers vi er i.

P6 Jeg var med i en dinosaurusleg og det var faktisk hvor jeg blev inviteret af nogle børn til at være med. Det var en eftermiddag ude på legepladsen. Jeg går rundt og kigger, hvad børnene laver, og så kommer der bare to børn og fanger mig. Jeg siger åh nej, hvor skal jeg hen? Du er taget af dinosaurusserne, siger de. Så finder de en pind der er formet i en bue, så man kan sidde på den, og det er så et køretøj, de har. Så er jeg den, der er taget til fange, og de er dinosaurusser. Det fortsætter. Jeg følger deres spor. Jeg følger bare dem i deres leg uden at styre den, for de var optaget af den i forvejen. Jeg tror jeg var med en 10 minutters tid. Der kom så en konflikt mellem nogle andre børn, jeg skulle være med til at løse. Sådan er det jo nogle gange. S.7, l.25-35

"Teacher talk" henviser til samtale, som "specifik hjælp, som pædagoger yder børn for at hjælpe dem med at udvikle sig sprogligt" (Stanton-Chapman & Hadden, 2011, s. 18).

Samtalen kan have fem forskellige formater (Sharpe, 2008). Det første format er omarbejdning (reformulering), som defineres som at give implicit korrektiv feedback. Pædagogen kan bruge en reformulering ved at ændre et barns ord til et mere passende ord, så de andre børn kan forstå, hvad der siges og forventes for at kunne følge og fortsætte den sociale interaktion og fortsætte legen.

Det andet format er gentagelser. Gentagelse, af hvad et barn har sagt eller prøver på at sige, er især nyttig, fx når et barn med sprog- eller taleforsinkelse interagerer med kammerater under leg. Nogle gange forstår de andre børn ikke et barns ytring, anmodning eller spørgsmål. Hvis en pædagog observerer dette, efter at et barn med en sprog- eller taleforsinkelse eller et mindre barn har talt, så kan pædagogen gentage, hvad dette barn har sagt, så legekammeraterne bedre forstår hensigten. Stanton-Chapman og Hadden (2011) referer også til anden forskning, der viser, at mindre børn er mindre tilbøjelige til at bede et andet barn om at gentage en uforståelig besked end voksne. Hvis pædagogen ikke griber ind på dette tidspunkt, er det muligt, at de andre børn udelukker barnet fra fortsat leg. Ved at gentage den mistede besked forhindres en mulig afvisning fra legegruppen.

Udvidelse af et barns udsagn – som det tredje format – udføres typisk ved at tilføje adjektiver eller verber til de substantiver, barnet allerede producerer. I peer-to-peer-interaktioner er formålet med at udvide et barns ytring at sikre, at andre børn forstår barnets budskab for at kunne fortsætte legen.

Det fjerde format er at stille spørgsmål, der kan indlede en samtale, som kan udvide og berige legen eller sætte en leg i gang (Stanton-Chapman & Hadden, 2011).

I forlængelse af det er det femte format at signalere/give beskeder for at sikre, at alle børn forstår deres roller. Mange gange forstår børn ikke de roller, man kan spille inden for et specifikt dramatisk legetema. Det er vigtigt, at pædagogerne er vidende om, hvad børnene ved og har erfaring med, og hvad som kan gøre det svært for et barn at lege med.

Denne form for sproglig interaktion er ekstremt vigtig for udvikling af sociale færdigheder, typisk for børn med handicap, da tidligere forskning har vist, at det at få børn til at engagere sig socialt med jævnaldrende øger den sociale færdighedsudvikling hos børnene (Bovey & Strain, 2005). Når børn konsekvent og derefter uafhængigt anvender de lærte sociale færdigheder, kan pædagogen reducere eller eliminere mængden af de anmodende spørgsmål. En besked eller anmodning kan bruges til at rette et barns opmærksomhed mod et andet barn (fx "Liv taler til dig") eller give børn ideer til, hvordan de kan deltage i en legeaktivitet, inden denne legeaktivitet begynder (fx "Aske, hvem ville du gerne lege med i puderummet?").

Udfordringer for pædagogen i lærerig leg

Men direkte involvering i små børns leg kan have en negativ indflydelse på børns legeengagement ved at være for direkte uden at reagere på børn eller ved at være påtrængende og overtage børns initiativer (Trawick-Smith & Dziurgot, 2011). Når pædagogen ikke er tæt på børnene, kan det også have negativ effekt. Singer et al. Fandt, at fysisk nærhed af pædagogen har meget stærkere indflydelse på legeengagement end kvaliteten af interaktion. Dette er et vigtigt punkt at understrege, fordi vigtigheden af fysisk tilgængelighed, nærvær og vandren omkring sjældent nævnes som faktorer, der påvirker børnenes engagement (Singer, Nederend, Penninx, Tajik, & Boom, 2014). Når pædagogen ikke er nærværende og vandrer rundt, begynder små børn at gøre det samme, fordi de bliver utrygge og usikre. Undersøgelsen bekræfter tidligere undersøgelser og tilknytningsteori om, at jo yngre barnet er, desto mere fysisk nærhed og følelsesmæssig optankning ved fysisk kontakt har barnet brug for (Singer, Nederend, Penninx, Tajik, & Boom, 2014).

Singer et al. (2014) fandt i deres undersøgelse også, at små børns niveau af legeengagement og -adfærd er relateret til:

- pædagogens fysiske tilgængelighed og til forekomsten af tosidede interaktioner mellem voksen og barn i stedet for ensidige interaktioner,

- kvaliteten af legen og mulighederne for at udvikle den i og med at pædagogen tilbyder legeaktiviteter og at være legekammerat uden at være påtrængende) og

- kvaliteten af ledelsen af leg, hvilket vil sige når pædagogen tilbyder en fysisk og social struktur, der letter rig leg i små grupper og positiv regulering af deres opførsel (Singer, Nederend, Penninx, Tajik, & Boom, 2014).

Det er ifølge Singer, Nederend, Penninx, Tajik og Boom vigtigt, især for de mindste børn (vuggestue), at pædagogens organisering af læringsmiljøet tilbyder børn mulighed for at kontrollere den fysiske afstand fra pædagogen: "At være i nærheden, hvis de har brug for nærhed eller fysisk kontakt, eller at distancere sig når de vil lege med jævnaldrende uden inddragelse af pædagogen" (Singer, Nederend, Penninx, Tajik, & Boom, 2014, s. 1235).

Leg som mellemrumsaktivitet

På baggrund af et forskningsarbejde med leg iagttaget som mellemrumsaktivitet fremhæver Christina Haandbæk Schmidt (Schmidt, 2019), hvilke udfordringer der ses i forhold til at flytte legen ud af mellemrummene og gøre legen grundlæggende for den pædagogiske praksis:

1) Læringsdiskursens dominans i de styrkede læreplaner.

2) En prioritering af pædagoginitierede læringsaktiviteter samt rutinesituationer fra klokken 9 til 12 med fuld personaledækning. Forud og efter dette tidsrum er der mindre personaledækning. Dette kombineret med mange brud i hverdagsrytmen for børnene besværliggør fordybelse i legen og de voksnes deltagelse deri.

Dette bakkes op i en rapport udarbejdet af (DCUM, 2020):

I evalueringen svarer cirka en fjerdedel af børnene, at de oplever at blive forstyrret i deres leg. Det vil sige, at mere end hvert fjerde barn oplever, at der ikke er nogen steder, hvor de kan lege uforstyrret i deres dagtilbud.

I forhold til at tage imod børnenes invitationer til at deltage i legen vedrører en udfordring de strukturelle vilkår, hvor den lave normering ud over klokken 9 til 12 fordrer, at den voksne bliver en "overbliksvoksen", mens en anden udfordring vedrører den enkelte pædagogs mod til at kaste sig ud i legen og blive en "lege-voksen". Generelt udtalte de deltagende pædagoger, at det var svært at aflægge "den styrende pædagogrolle" (Schmidt, 2019).

I evalueringen fra DCUM (2020) viser det sig, at børnene har nogenlunde samme opfattelse af, at de voksne ikke leger med. De frie og selvorganiserede lege fylder meget i børnenes hverdag i dagtilbuddene, men det pædagogiske personale indtager ofte en mere observerende position og deltager sjældent i legen i længere tid ad gangen. Således oplever 38 % af børnene, at de voksne ikke leger med.

Opsamling på udfordringer i forbindelse med lærerig leg:

- Pædagoger har vanskeligheder med at integrere leg og læring – ser dem som separate konstruktioner, der afføder en enten-eller-handling imellem fri leg og stærkt styret voksenaktivitet.

- Pædagoger stiller sig på kanten og er uden for legen.

- Mange voksne har glemt, hvad det vil sige at være "legesyg", og har svært ved at finde spontanitet, kreativitet og glæde ved legen frem.

- Pædagogen har svært ved at slippe kontrollen og bliver en "overbliksvoksen", hvilket bliver understøttet af de strukturelle forhold.

En pædagogstuderende fortæller om oplevelsen af, at læringsdiskursen kommer til at dominere:

P3 I dag kom der et barn, der lige havde lært noget med armbøjninger. Og så skal vi ned og lave det på forskellige måder, og så på et tidspunkt får de en af mine kolleger med, og det her med bare at overgive sig til legen, og det med der er andre voksne, der står og kigger… børnene kan godt mærke om man er oprigtig, om man lever sig ind i det. Det gælder også for rollelege.

Hvis du er baby og du ikke rigtig gider at sige babylyde, så kan de godt mærke det. Der er også en barriere i lige at overgive sig til situationen. Det kan jeg godt mærke fordi der er andre voksne… især som studerende og komme som ny… at smide tøjlerne.

Jeg tror, det er usikkerhed, fordi vi hele tiden bliver målt og vejet i det, vi gør, og vi skal hele tiden nå frem til: hvorfor gør I, som I gør… og når man hele tiden skal have den her refleksive linse [for øjet], så er det svært at overgive sig til noget, fordi man hele tiden skal tænker over, hvad man gør, hvad får de [børnene] ud af den her leg, hvordan kvalificerer vi den videre, hvad er det næste.

Vi skal hele tiden tænke over, hvor er vi henne, der er hele tiden det næste træk – som i skak – vi skal hele tiden tænke fremad. Og så har vi de her kolleger, i hvis øjne man heller ikke vil se for fjollet ud… efter en del år med de samme begynder man at føle sig mere tryg i det, det tror jeg.

s.5, l.5-17

7.3 Samskabende leg (collaborative play)

Når vi taler om samskabende leg, hviler det på forudsætningen, at leg og læring ses som en enhed, og at tilgangen er børnecentreret (Samuelsson & Johansson, 2009) (Pramling Samuelsson & Johansson, 2006). Læring sker i aktiviteter, hvor barnet er en aktiv deltager og interagerer og kommunikerer med andre mennesker; meningsfulde aktiviteter baner vejen for børns læring, dette er aktiviteter, hvor barnets motiv er på linje med målet for aktiviteten, og læring ses som en produktiv og kreativ aktivitet præget af fantasi (Broström, 2017).

Samskabende leg er både børne- og voksenstyret i et forhandlet samarbejde. "Samskabende leg er kendetegnet ved oplevelse af delt kontrol i den forstand, at legen styres og kontrolleres af børn og voksne i et forhandlet samarbejde" (Pyle & Danniels, 2017, s. 283). Pædagoger og børn konstruerer kollaborativt legens kontekst og tema samt de ressourcer, der gør legen mulig. Det er indenfor disse samskabte rammer, børnene er iscenesættere af legen.

Pædagogernes opgave

Pædagogerne har så den særlige opgave at allokere børns udbytte af legen ved afklaring af, hvilke læreplanselementer og læringsmuligheder der aktualiseres i legen.

Pædagogernes bestemmelse af relationen til læreplanens mål er en klarlægning af, hvilken mulig forbindelse der træder frem. Samskabende leg indebærer en høj grad af dynamik og dialektik.

I relation til læreplanen kan man også sige, at som udtryk for legens dobbelthed – inden for og uden for på én og samme tid – tildeler eller definerer pædagogen legen et mål og et udbytte (outcome) ved at reflektere over og klarlægge legens indhold og den mulige læring, der finder sted.

Etableringen af interessecentre, legeområder og aktiviteter i læringsmiljøet bygger på pædagogens merviden og på curriculum, men legen og aktiviteten er – som fx i Reggio Emilia-pædagogikken – ledet af børnene og deres motiver. Legen eller aktiviteten kan være målformuleret og igangsat af pædagogen, men den kan undervejs – eller senere – ændre form, fx til mere eksperimenterende karakter, eller børnene tager på et tidspunkt legen i egen hånd og udvikler den i den retning, de finder meningsfuld og er motiverede for. I og med at børnene bearbejder – tænker og leger videre ud fra et givent tema og indhold – antager legene nye karakterer. Et tema, der arbejdes med i en given periode, medieres og formidler indtryk, der kan inspirere til andre og nye udtryk.

Leg og aktivitet kan opstå af pædagogers iagttagelse af børns opmærksomhed, optagethed og interesse (fx "børnenes spor" ved "at lytte til børnene") og af en efterfølgende forhandling/iscenesættelse af leg/aktivitet, hvor børn og pædagoger sammen beslutter, hvad der skal ske, og hvor børns deltagelse er frivillig. Der skal være motivation til stede.

P1 Jeg havde i går en situation, hvor jeg går rundt på legepladsen med en pige i hånden, som netop var faldet uden for legen med dem, hun plejer at lege med. Så hun går lidt rundt med mig, og så kommer der en dreng, der tager mig i den anden hånd og også går med rundt.

Så møder vi en anden voksen og så rækker begge to ud efter hende… det ender med, vi så står i en lille rundkreds faktisk, og pigen som jeg startede med at have i hånden, hun går sådan lidt til den ene side, og så ender vi med at gå rundt i en rundkreds.

Så begynder jeg at synge … "så går vi rundt om en enebærbusk" (griner) ja, og så kom der jo flere børn til så snart, vi begyndte at synge, og vi havde det sjovt og grinede og sådan noget…

Da vi var godt i gang. Så ku' vi ikke… vi bliver ved med at køre den samme tekst igen og igen… vi kunne ikke helt huske den. Så siger jeg "Jeg henter lige en højtaler", så var der ellers bare masser af "fagte-sange".

Vi holdt sådan nærmest en hel legefest derude, men ja… der er jo tusind eksempler! s.1, l.5-15

Den integrerende baggrund

En konkretisering af den samskabende tilgang ses herhjemme beskrevet i "Den integrerende Baggrund" (Cecchin, 1996), hvor børn og personales samskabelse af "baggrunde", det vil sige leg og aktivitet, og tager afsæt i kollaboration mellem alle involverede.

Derfra kommer anvendelsen af begrebet "integrerende" – Cecchin anvender selv begrebet "kooperativ integration" i sin indkredsning af, hvad der her forstås ved begrebet.

Pædagogerne følger løbende den korte eller længerevarende leg/aktivitet/forløb som konstrueres og opstiller løbende justerbare mål for børns læring af og i den pågældende aktivitet – som individ og som gruppe.

Personalet ændrer således målorientering, alt efter hvordan et forløb udvikler sig over tid.

I den integrerende baggrund skaber børn og personale dialogisk, undersøgende og sammen livet i børnehaven:

- Legende, fortællende baggrunde

- Konstruktionsorienterede baggrunde

- Undersøgende/udforskende baggrunde

Legeleder

I rollen som *leder af legen* (play manager) sætter pædagogen scenen ved at organisere de fysiske og sociale miljøer. Hun skaber et rigt læringsmiljø med organisering i indbydende legeområder eller interessecentre (Harms, Clifford, & Cryer, 2015), hvor der er tilstrækkeligt og varieret materiale og genstande til leg og plads til at bevæge sig rundt uden at forstyrre andre børn (Singer, Nederend, Penninx, Tajik, & Boom, 2014).

Pædagogen organiserer ikke kun børnenes miljø, men regulerer også aktivt børnenes adfærd ved at give dem direktiver, forslag og forklaringer på, hvorfor adfærd er eller ikke er passende. Pædagogen observerer børnene og hjælper dem med at finde aktiviteter, der imødekommer deres interesse.

Som meget forskning i øvrigt viser, er positive forslag og varmt engagement med barnet mere effektiv end hårde ord og negative former for adfærdsregulering af barnets leg og adfærd (Siraj-Blatchford, Sylva, Muttock, Gilden, & Bell, 2002) (Sylva, Melhuish, Sammon, Siraj-Blatchford, & Taggart, 2004).

Flere studerende fortæller om, hvordan engagementet er der, men at det ikke er alle lege, der synes lige tiltrækkende for dem at deltage i:

P7 Jeg kan godt at være den, der er med til at igangsætte, og når så legen er i flow, at trække mig igen, for jeg har lidt svært ved at blive i legen, for det bliver lidt kunstigt for mig. Så kan jeg godt lidt at være i nærheden og stå og observere, og være der, hvis jeg bliver kaldt på. Jeg forsøger at være til rådighed og hjælpe dem videre, hvis der opstår nogle hurdler og hjælpe dem med at blive i legen.

P5 Rollelege er ikke de mest interessante at være i, jeg vil meget hellere lege… de her konstruktionslege synes jeg er vanvittig gode at deltage i. Det bliver lidt kedeligt og meget ensformigt. Jeg ved godt, det er vores job, og at de her rollelege giver børnene ekstremt meget godt til deres udvikling, og jeg prøver virkelig. Så hellere hjælpe dem i gang og så falde lidt fra.

s.8, l.16-23

Deltager i leg

I rollen som *deltager i leg* er pædagogen direkte involveret i børnenes leg. I leg kan pædagogen tilbyde børnene muligheden for at indgå i en struktureret eller voksen-initieret aktivitet såsom tegning, maleri eller håndværk i en lille gruppe. Her tilbydes endnu en udvidelse, i hvad "fri leg" indebærer – "eller pædagogen kan indgå i en lærerig leg/børneinitieret aktivitet" (Singer, Nederend, Penninx, Tajik, & Boom, 2014, s. 1236).

Tidligere undersøgelser viser ifølge Singer et al., at de børneinitierede aktiviteter indeholdt de højeste niveauer af legeengagement; de var forbundet med mere ek-sperimenteren, fleksibilitet og vedholdenhed (Trawick-Smith & Dziurgot, 2011) (Tag-gart, Sylva, Melhuish, Sammons, & & Siraj, 2015).

En gruppe pædagogstuderende fortæller om en iagttagelse, hvor det er tydeligt at pædagogen er aktivt deltagende i sin leg med børnene. Han deltager på lige fod med børnene, og lever sig ind i de roller han får. Pædagogen befinder sig i børnenes leg, samtidig med at han ikke overtager kontrollen, men han lader derimod børnene selv kontrollere legen og samtidig have medbestemmelse i legens udvikling (Jakupovski, Simonsen, & Azzam, 2021, s. 4)

Følgende observation er fra en gruppe studerendes eksamensprojekt:

En kølig tirsdag formiddag på legepladsen, står jeg ved hegnet mellem vugge-stuen og børnehaven. På børnehavens græsplæne ser jeg en mandlig pædagog stå med en flok børn omkring sig. Den mandlige pædagog spørger børnene: "Er i klar til at tage på øen?" og alle børnene råber "Jaaa". Jeg bliver nysgerrig på hvad det går ud på og går tættere på for at se og høre hvad de skal lave. Jeg finder hurtigt ud af at "øen" er en rolleleg/fantasileg, hvor børnene i fællesskab med pædagogen leger sig ind i en fantasiverden, en ø - hvor de skiftevis får lov til at bestemme hvem og hvad der er på denne ø, og hvad der skal ske på øen. Børnene går sammen med pædagogen på en række, hvor pædagogen går for-rest. "Åh, der var et kæmpe hul i jorden" siger pædagogen og laver en bevægelse som om han er ved at falde. Børnene gør det samme. De stopper op og pædago-gen peger på et barn og spørger hende: "Hvem tror du vi møder på øen i dag?" "Alle mulige prinsesser" siger pigen. Han spørger drengen ved siden af om det samme. ''Jeg tror der kommer en røver og fanger prinsesserne og så kommer der en løve og spiser røveren''. ''Okay, det lyder spændende! Hvad siger I til at mig, Rasmus og Simon (peger på to børn) er røverne som skal fange Liv, Vega og Nora? Og så er Christian løven'' ''Ja ja, det vil vi gerne'' råbte alle børnene.

Pædagogen sætter gang i legen, ved at løbe efter børnene i rollen som røver. Alle børnene griner og smiler." ''Åh nej, se alle sammen. Nu kommer dragerne og spiser os'' siger Jonas og peger mod buskene. Pædagogen spørger ''Hvad skal vi gøre nu?'' og peger på Christian. Christian foreslår: ''Vi dræber dem med sværd'' og samler en pind op fra jorden, hvorefter pædagogen og de andre børn gør det samme. Derefter forestiller de sig alle sammen at buskene err ''dragerne'' som de skal slå ihjel og de angriber dem med pinde - også pædagogen (Jakupovski, Simonsen, & Azzam, 2021, s. 4).

Set ud fra Enz og Christies teoretiske perspektiv om de fem legeroller (uddybes side 111-115) (Enz & Christie, 1993) er det tydeligt, at pædagogen indtager rollen som medleger. Ifølge analysen af eksemplet tydeliggøres det ved at pædagogen påtager sig en lille rolle i legen. ''Dette ses ved at han ikke kontrollerer legen fuldt ud, inddrager børnene og påtager sig de roller som børnene vælger.

Medlegerrollen har en vigtig pointe, nemlig at følge legens naturlige flow og lade børnene selv kontrollere legen. Det er tydeligt at pædagogen formår at mestre denne rolle, da børnene har en stor indflydelse og medbestemmelse i legen, og han følger børnenes initiativer jævnfør Ivrendi (2017)'' (Jakupovski, Simonsen, & Azzam, 2021, s. 5).

At komme med i børnenes leg kan dog være en udfordring for både pædagoger og for de pædagogstuderende. På den ene side er det vigtigt for at kunne skabe nye muligheder sammen med børnene, på den anden side kan man let spolere den leg, der er i gang.

Samtidig oplever de studerende, at der er forskel på, om man er ude på legepladsen eller inde på stuen:

P6 Jeg er mest deltagende. Men jeg er måske også nogle gange kommet til at ødelægge børnenes leg, fordi jeg vil så gerne være med. Når de er midt i en leg, kan jeg godt komme hen og tro, jeg kan være med. Jeg kan have svært med bare at stå og observere, for jeg vil bare gerne være med. Det kan man ikke altid. Det tager også lang tid for dem at opbygge en leg.

P5 Når vi er inde, elsker jeg at være kreativ med børnene, og skabe nogle ting, fx til nogle forløb eller pynt til vinduet. Inden for er det nok mest den her legende læring, jeg kan godt fjolle med børnene, men uden for er det nok mere lærerig leg og samskabende leg, hvor jeg går ved siden af, hvor det er sjældent, jeg går foran børnene. For der er bare mere flow, for vi er udenfor og vi kan råbe og skrige så højt vi vil.

s.8, l.8-15

En børnecentreret tilgang kræver, at pædagogen er empatisk, lydhør, opmærksom og sensitiv; er oprigtig interesseret i og anerkender børns perspektiver og viser det samt er mental og fysisk tilgængelig og skaber tryg tilknytning, har viden om børns læring og udvikling og arbejder didaktisk med leg og læring i aktiviteter i børnenes nærmeste udviklingszone. Det medfører, at pædagogen også for at opretholde sin egen motivation skal rette blikket derhen i legen, hvor vi kan overraskes, mod det vi ikke ved noget om. Hvad er børnene optaget af? Hvilke kompetencer besidder de, jeg kan udfordre? Og hvilke venskaber har de?

Den legesyge voksne

Det kræver særlig legekompetence hos pædagogen at kunne indgå i børnenes dramatiske lege og være det Knutsdotter Olofson (1992) kalder "legesyge voksne". Pædagogen skal for at være en kompetent medspiller finde sin egen glæde ved og evne til at lege frem (Dunn, 2011) samt besidde æstetiske kompetencer, der støtter op om og er medudvikler af børnenes egne dramatiske udfoldelser. Imidlertid mener Sørensen sammen med Johnstone (2009), at nogle voksne helt eller delvist har mistet deres evne til at være spontane, kreative og gode improvisatorer.

Et eksempel fra interview demonstrerer, hvordan det opleves af de pædagogstuderende:

P1 Alt andet end rolleleg elsker jeg. Jeg har tænkt meget over det… Jeg er kommet frem til - jeg har aldrig selv leget det… jeg har aldrig leget med dukker, da jeg var barn, eller "klæd-ud-lege" – måske er det manglende erfaringer med det. Det har aldrig fanget mig. Så nu har jeg det mærkeligt med at sidde og lege et eller andet

I: Hvad tænker de andre pædagoger, når du ikke leger med børnene, ikke leger rolleleg

P1 Det gør jeg også Jeg siger bare, det er det, jeg har sværest ved at gøre. Jeg elsker at lege. Alle der kender mig ved, jeg er et legebarn… men alt muligt andet jeg synes er megasjovt.

P2 Jeg elsker rolleleg. Jeg synes det er sjovt, jeg går ind i den rolle jeg spiller, jeg kan se, hvordan det påvirker børnene. Der er ikke mange der leger rolleleg. Jeg tænker ikke på omgivelserne, de der andre voksne, hvad siger de, nu kigger de på mig, hvad de tænker, det skænker jeg ikke en tanke.

s.2, l.6-16

En anden problematik er, hvorvidt den voksnes deltagelse vil forstyrre barnets egen autonome praksis, hvori de på egne præmisser kan forhandle mening og sociale positioner, og hvor den dramatiske leg repræsenterer et "frirum", hvor børnenes privatliv kan udfoldes. Dog, fremhæver Sørensen, med henvisning til blandt andet Lillemyr (2009), er problemet blandt andet også, at der kan væres risiko for, at disse legefællesskaber stagnerer, eller at nogle børn helt ekskluderes af fællesskabet, hvorfor pædagogens deltagelse kan være at foretrække.

I rapporten indtager Sørensen derfor en "både-og"-holdning i forhold til spørgsmålet om, hvorvidt det er anbefalelsesværdigt at voksne deltager i børnenes dramatiske lege.

Udfordringer for pædagogen i samskabende leg

I deres sammendrag af forskning om faktorer, der har indflydelse på implementering af legebaseret pædagogik, fremhæver Pyle, Deluca og Danniels (2017) som tidligere nævnt en række temaer:

For det første har mange pædagoger rapporteret om vanskeligheder med at integrere begreberne leg og læring og ser dem i stedet som separate konstruktioner og udtrykker nogen forvirring med hensyn til, hvordan legeaktiviteter kan føre til læring. Ifølge Gjems (2017) kan det socialpædagogiske ideal bag pædagogernes tilgang have fået dem til at forbinde deling af viden med undervisning.

For det andet har forskere bemærket uoverensstemmelser mellem observeret praksis og rapporteret overbevisning, hvor pædagoger i de fleste tilfælde udfører en form for didaktisk instruktiv (styret) pædagogik, selvom de går ind for, at børn lærer bedst i legebaserede rammer.

For det tredje har undersøgelser afsløret en række barrierer for effektiv implementering af legebaseret læring, herunder mangel på professionel træning og pres for at deltage i mere didaktisk undervisning (Pyle, Deluca, & Danniels, 2017, s. 340). Strukturelle faktorer påvirker også, hvordan leg og aktivitet forløber. Som en pædagogstuderende fortæller:

> P4 Noget andet… der kan være begrænsende i forhold til leg, er det med opbrud. Der er altid andre børn, der skal have hjælp og blive trøstet. Så det med hele tiden at høre sit navn det gør det svært for en voksen at være med i legen. Det skal helst være med en rolle, hvor man kan gå fra og til – ellers skal du have nogle rigtig gode kollegaer, som kan tage opgaver ude på legepladsen, der skal også være dem der kan gå rundt og hjælpe, der hvor der er behov, men samtidig har jeg også oplevet, at vi havde placeret os lidt forskelligt. Der var en voksen, der gik rundt. Der var ikke så mange konflikter eller opbrud, fordi vi havde delt os. Så der er også den problematik med at pædagogerne "klumper sig" for at få snakket på legepladsen, fordi der lige er en slags pusterum, hvor man lige kan få drøftet de refleksioner, man har fået gjort sig i løbet af formiddagen… det giver også noget…
> s.5, l.28-35

7.4 Legende læring (playful learning)

Legende læring/læring gennem leg (playful learning) beskrives med reference til Parker og Thomsen (2010) i et arbejde for The LEGO Foundation som organiseret omkring seks typer af aktiviteter: "kooperativ og kollaborativ læring, praktisk/projekt-baseret læring, læring gennem eksperimenter, læring gennem guidet opdagelse, undersøgelsesorienteret læring og problembaseret læring" (Qvortrup, Nielsen, Lundtofte, Lomholt, & Christensen, 2020, s. 12).

Denne typologi bygger ifølge et review fra den åbne forskningsplatform Frontiers på en flerdimensionel definition af leg, der skaber et spektrum af legemuligheder fra fri leg gennem guidet leg til spil og legende direkte instruktion. Zosh et al. udvider således Pyle og Danniels model for de fem legeformer (se figur 3 og 4) med en form for "direkte instruktion med mindre legende elementer med det formål at forsøge at holde børn engagerede" (Zosh, et al., 2018, s. 9).

Denne definition giver ifølge Zosh et al. bedre mulighed for at definere mekanismer til legende læring – hvordan og hvorfor forskellige typer leg er relateret til forskellige typer af mål – som indarbejdet i modellen i figur 4.

Kernen i legende læring er, at børn skal tildeles agens, ved fx at have relationer til voksne, der værdisætter deres evner, og samtidig kommer agens til udtryk via balancen mellem initiativer fra børn og voksne, og det handler om, at den voksne støtter snarere end leder barnet (Zosh, et al., 2018). Der kan også for de pædagogstuderende være en hårfin balance mellem at initiere legende læring og at undervise:

P6 Jeg har et projekt med nogle børn, hvor jeg går ud fra nogle læreplanstemaer – vi skifter lidt mellem dem. Hvis det skal lykkes, handler det om min forberedelse og indlevelse. En dag ville jeg prøve ikke at forberede noget til temaet og prøve at lade børnene styre det, og bare gå bagved. Det kunne de bare ikke sådan lige. Det var også lærerigt. Men det er bedst at være med i det og være forberedt.

P7 Jeg har også været i gang med et didaktisk forløb – om dialogisk læsning, hvor målet har været deres sproglige kompetencer og relationer…

P 7 Målet var at udvide deres ordforråd ved, at vi havde nogle fokusord, vi arbej-
dede med, og så skal vi afslutte med æstetiske udtryk, hvor vi skal lave et skuespil.

Vi har leget, fx Bjørnen sover, fordi det er bestemt også kognition. Det er en blan-
det [alders]gruppe, så der skal differentieres hele vejen for at fange dem i deres
NUZO, så de alle sammen kan få noget ud af det.

P7 I min første praktik stødte jeg på, at børnene skulle lære ugedagene, og det
var målet hver dag. Det var ikke legende læring, det var indlæring – udenadslære.

P5 Jeg synes også nogle pædagoger laver meget det samme – også for at sikre
at vi kommer det hele igennem. Det kan jeg godt følge, men det er bedre kun at
fokusere på nogle af dem (fortæller om et forløb).

s.9, l. 25-37

Aktiv læring

Læring skal forstås som aktiv læring, det vil sige "situationer, hvor det pædagogiske
personale frem for at bruge eksplicitte instruktioner gennem fx spørgsmål opfordrer
børnene til selv at formulere forståelser og udvikle nye færdigheder.

Med aktivt engagerede menes, at børn har valg – store eller små – i forhold til ind-
holdet eller processer i deres aktiviteter. I ideen om aktivt engagement er der ikke
krav om fysisk eller kropslig aktivitet (Hirsh-Pasek, Berk, & Singer, 2009), men noget
hvor børn har deres "minds on", uanset om deres kroppe er aktive eller ej" (Zosh, et
al., 2018, s. 4). Børn er engageret i en selvstyret indsats og fastholder samtidig ev-
nen til at anlægge en distance (Parker & Thomsen, 2010).

Børn bør over tid opleve øjeblikke af glæde og overraskelse, en meningsfuld relation,
være aktive og optagede samt engagere sig med andre og indgå i forløb med en
iterativ karakter (Qvortrup, Nielsen, Lundtofte, Lomholt, & Christensen, 2020).

Meningsfulde relationer

Meningsfuldhed henviser til, "at børnene finder mening i en oplevelse ved at forbinde den til noget, han/hun allerede kender" (Zosh, et al., 2018, s. 5) Et meningsfuldt miljø giver en "stemme" til børnenes oplevelser og baggrunde samt gør læring og leg kulturelt relevant for dem" (Parker & Thomsen, 2010). "Et meningsfuldt miljø hjælper børn med at udnytte deres eksisterende viden og inspirerer dem til at skabe forbindelser, se forhold og få en dybere forståelse af den komplekse verden omkring dem" (Qvortrup, Nielsen, Lundtofte, Lomholt, & Christensen, 2020, s. 22).

Det iterative aspekt af et playful learning-miljø henviser ifølge Qvortrup et al. til "børnenes mulighed for at udforske og undersøge nye koncepter; at prøve og fejle og prøve igen" (Zosh, et al., 2018, s. 7). "Det er vigtigt, at miljøet opleves som et sikkert sted at eksperimentere uden risiko" (Parker & Thomsen, 2010) (Qvortrup, Nielsen, Lundtofte, Lomholt, & Christensen, 2020, s. 23).

Omgivelserne er socialt interaktive, når de nødvendiggør, at børnene arbejder sammen i grupper (Parker & Thomsen, 2010). Selvom leg og læring kan opstå af sig selv, så er social interaktion mellem børn en kraftfuld katalysator for igangsætning af leg og læring (Zosh, et al., 2018, s. 6).

Gennem deling af egne tanker og forståelse af andres tanker samt gennem interaktion og kommunikation af ideer, er børn ikke bare i stand til at nyde samværet med andre, men også til at opnå en dybere forståelse for en given ide og en stærkere relation til andre i det aktuelle samspil (Parker & Thomsen, 2010).

Tilgange til læringsaktiviteter

Ifølge flere forskere er pædagogisk praksis, der stimulerer børns konceptudvikling, kendetegnet ved stilladsering, feedback-løkker, tilskyndelser til tankeprocesser, levering af information og opmuntring. Disse processer understøtter børns metakognitive evner og kommunikationsevner. "Pædagoger, der arbejder på denne måde, planlægger ikke kun aktiviteter, men tager også hensyn til situationer, hvor læringsmuligheder dukker op i hverdagen, og interagerer med børn på måder, der skubber dem mod dybere tænkning" (Björklund, 2014, s. 382) (Fleer, 2010).

En studerende fortæller om, hvorledes motivationen øges hos børnene, når der tages udgangspunkt i, hvad børnene finder meningsfuldt:

> P4 Jeg har haft det med børnesyn for øje, når jeg er gået i gang med noget, har jeg tænkt, hvad er det, børnene leger, og så arbejdet videre med det… fået lavet udstyr og rekvisitter fx politi-T-shirts til røvere og politi, så kan vi også afgrænse, hvem der er med i legen, det bliver tydeligt, og de kan selv få lov at tegne, hvordan ser en røver ud og hvordan ser politi egentlig ud… det er sådan nogle ting, jeg har sat i gang. Men med udgangspunkt i et børneperspektiv, hvad er det, de er optaget af, synes jeg er spændende, og det er der man skal lægge sine kræfter, for det er det, børnene synes er sjovt, og måske kan vi vedholde legen, som er rigtig givende på mange måder.
>
> s.6, l.19-25

Den pædagogiske teori om læring som variation (en fænomenologisk tilgang) lægger vægt på læringsobjektet, det vil sige hvad børnene skal udvikle deres forståelse af. I overensstemmelse med denne teori er at lære at opfatte et fænomen på mere komplekse måder på grund af nye oplevelser eller alternative perspektiver, der udfordrer ens måde at se fænomenet på (Marton, 2014). Pædagogisk praksis er handlinger, der tilbyder børnene oplevelser eller muligheder for at udforske aspekter af fænomenet, som han/hun ikke tidligere har været i stand til

Læringsobjekter

I Björklunds undersøgelse (2014) observeres tre forskellige tilgange til at understøtte børns læring (her: af matematiske koncepter):

- læringsobjektet i fokus,
- indirekte fokus på læringsobjektet og
- læringsobjektet indlejret i et narrativ i en leg.

Gruppediskussioner betragtes ofte som effektive og stimulerende til læring, men denne antagelse problematiseres på baggrund af Björklunds observationer.

Blot at iagttage og eventuelt få forklaret problemløsning udført af andre børn i gruppen – eller simpelthen at få "svaret" af et andet barn - er ikke garanti for læring, fx skelnen mellem matematiske begreber, så som "det dobbelte af to er fire". Dette er tydeligt i dagtilbud, hvor børn har meget forskellige erfaringer og baggrunde samt adskiller sig i alder, mens de deltager i de samme aktiviteter. Selvom børnene opfordres til at interagere og støtte hinanden, er det ikke en forudsætning for, at de nødvendige aspekter (to-fire-dobbelt) kan skelnes (Björklund, 2014).

Med et indirekte fokus på læringsobjektet bliver læringsindholdet et middel til at nå andre mål. Eksempler på dette ses ofte i rutinesituationer, fx omkring måltidet (hvor mange stole skal sættes til bordet, så alle kan sidde ned? Hvor mange glas er der brug for? Her er to glas – vi skal bruge dobbelt så mange, og så videre), eller i leg og aktivitet med materialer. Det kan imidlertid være en udfordring at gøre læringens indhold (objektet) meningsfuldt for børnene. Meningsfuldhed er en kompleks idé i praksis.

Ideen om at gøre læring af matematiske principper nødvendige for at udføre en aktivitet forekommer ikke naturligt meningsfuld i sig selv. Hvis ideen om at involvere udforskningen af et begreb og betydningen af begrebet ikke er inkorporeret i hele aktiviteten, gøres det ikke eksplicit for børnene, hvorfor fx 'dobbelt så mange' er afgørende for at udføre en opgave.

Den tredje tilgang indbefatter, at det tilsigtede læringsobjekt er indlejret i en fortælling, fx i et teaterstykke eller en historie, hvor børnene er fortrolige med rammerne. "Den narrative funktion omfavner læringsobjektet til en sammenhængende helhed" (Björklund, 2014, s. 389).

Refleksion i handling

Pædagogens analytiske reflektion-i-handling-færdigheder er meget vigtige, når de leder processer på denne måde. Når det fungerer, kan det være en meget stærk strategi, som involverer børnene i en meningsfuld og stimulerende aktivitet, som de deltager i på deres egne vilkår, og deres strøm af ideer værdsættes som vigtige bidrag til kollektiv læring. Indholdet af historien skal dog være på linje med genstanden for at lære at undgå for 'unaturlige' løsninger, fx hvorfor en tung sten skulle være skubbet af vejen, når du kan gå omkring den i stedet.

Fortællingens karakter ser ud til at være en ramme, inden for hvilken børnene accepterer grænser og mulighederne for en begivenhed, og det fastholder deres opmærksomhed på et bestemt læringsobjekt.

De pædagogstuderende oplever det vanskeligt at være deltager i en leg og så reflektere over legens udvikling og eventuelt også læreplanstemaer på én og samme tid:

P3 Jeg kan godt lide at være med i legen. Det er lidt lige meget, om det er der, hvor man har en rolle i legen eller er den, der leder legen. Det er ikke så vigtigt for mig. Men det skaber en tryghed for børnene, om man er i nærheden, eller man er med. De får nogle gange leget godt … når, hvis der opstår en konflikt, så siger man lige: prøv lige at høre… I har måske begge ret og kan vi ikke lige finde en løsning… så det ikke bliver noget helt vildt. Hvis jeg skulle vælge noget: så vil jeg gerne være med. Det konflikter lidt med at vi skal stå og observere, den der hele tiden er refleksiv… Jeg kan rigtig godt lide at fordybe mig i leg, både på børnenes initiativ og på mit eget. Jeg synes det er svært, når man er med… at holde den der… hvad er det, der foregår, okay nu gør de sådan, hvorfor gør de sådan, fordi man selv er i en aktiv rolle. Jeg synes, det er svært at gøre begge dele på én gang. Det kan være et multitasking-problem… det er svært. Så er det måske lidt nemmere, når man kan sætte noget i gang, og så tage den position, hvor man holder øje… okay, nu gør de sådan, hvorfor gør de sådan. Så er det lidt nemmere at forholde sig til. De udelukker ikke hinanden. Men det er svært for mig.

P4 Ja. Jeg kan også godt lide at være med i legen. Jeg synes, det er fedt… og lige så snart jeg er i leg, så begrænses mit syn også, så jeg kan ikke have overblik på samme måde, når jeg er nede i børnehøjde og leger med dem på lige vilkår… så vidt det er muligt … hvad sker der rundt omkring… man kan ikke have de to positioner på en gang. Jeg kan rigtig godt lide, når børnene får medbestemmelse, men har tit rollen med at gå foran. Jeg vil gerne gå bagved, det kan udfordre børnene mere og så kan de lede legen… det udfordrer også nogle gange mig…

s.5-6, l.37-3

At have et meningsfuldt mål

Oplevelsen af et meningsfuldt mål ser ifølge Björklund ud til at være nøglen til god førskolepraksis, som støtter forventningen om læring i førskoleårene, som det udtrykkes i curriculum. Pramling Samuelsson og Pramling (2013) beskriver det gennem "ideen om at synliggøre det usynlige for børn, så de kan opleve deres omgivelser og bruge forestillinger på måder, de har ikke tidligere været i stand til" (Pramling Samuelsson & Pramling, 2013), (Björklund, 2014, s. 393).

Slot et al (2018) konkluderer, at "Positive og kærlige forhold til pædagogerne giver børnene en sikker base og giver dem mulighed for at udvikle en følelse af autonomi og kompetence (Sroufe, 2000), som er basen for udvikling og læring. Pædagogernes evne til at strukturere miljøet, etablere og vedligeholde rutiner og tilbyde børnene udviklingsmæssigt passende aktiviteter og læringsformater fremmer børns læring, engagement og opgaveløsning (Emmer & Strough, 2001). Endelig kan strategier til at bruge teknikker, som fx stilladsering, give indholdsspecifik og procesorienteret feedback, spørgsmål til at stimulere højere ordens tænkning og modellering af sprogbrug, forbedre børns læringsmuligheder" (Slot, Bleses, Justice, Markussen-Brown, & Højen, 2018, s. 584).

Stilladsering

En afgørende vurdering, som pædagogen skal foretage sig, er at beslutte, hvordan og hvor meget vejledning, børn har brug for på ethvert givet tidspunkt i legen (Kleppe, 2018).

Denne vurdering er, når det gælder såkaldt risikofyldt leg ifølge Kleppe, "enten at understøtte en stigning i risiko, reduktion af den eller bevare status quo. På denne måde kan en respons fra en praktiker fortolkes som enten en god eller dårlig pasform som svar på barnets legebehov" (Trawick-Smith & Dziurgot, 2011) (Kleppe, 2018, s. 1489).

Stilladsering stammer fra Vygotskys opfattelse af "zone for nærmeste udvikling" (zonen for proksimal udvikling), en zone der inkluderer alt, hvad der kan opnås med hjælp, som ellers ville overstige individuel kapacitet.

"Denne zone varierer med kultur, samfund og erfaring, men den skal fremmes i fæl-
les aktivitet mellem børn og pædagoger, der således skaber en kontekst for interak-
tion i en social kontekst" (Siraj-Blatchford, Sylva, Muttock, Gilden, & Bell, 2002, s.
34). Kleppe redegør for tre centrale elementer i stilladsering, der er bredt anerkendt
inden for forskningen (Kleppe, 2018).

Intersubjektivitet

Det første element er **intersubjektivitet,** der etablerer en fælles forståelse mellem
deltagerne. Det defineres af Wertsch (1998) som: "[...] i hvilken grad samtalepartnere
i en kommunikativ situation deler et perspektiv" (Wertsch J. V., 1998, s. 112). Inter-
subjektivitet ses derfor som en forudsætning for – og et grundlæggende aspekt af –
interaktion mellem pædagog (voksen) og barn, som blandt andre Stern definerer det
(Trevarthen & Aitken, 2001). Ligeledes angiver Dalli et al. (2011) og Fleer (2010)
intersubjektivitet som den centrale pædagogiske strategi i dagtilbud for spæd-
børn/småbørn og tæt knyttet til beskrivelser som nærvær, varme, følsomhed og lyd-
hørhed.

Begrebet operationaliseres i mange af de måleværktøjer, der anvendes inden for
kvalitets-, småbørns- og dagtilbudsforskningen, fx ECERS-3 (Harms, Clifford, &
Cryer, 2015), CLASS (Pianta, La Paro, & Hamre, 2008) og CIP (Helmerhorst,
Riksen-Walraven, Vermeer, Fukkink, & Tavecchio, 2014).

På denne baggrund kan intersubjektivitet ifølge Kleppe ses som en forudsætning for
vellykket stilladsering (Kleppe, 2018).

Fælles problemløsninger

Dernæst adresserer fælles problemløsninger konkret læring som et fokus for inter-
subjektivitet: Hvad er barnets interesse? Og hvordan skal barnet understøttes? Op-
timal læring finder sted, når den voksne/pædagogen/den mere erfarne kammerat og
barnet sammen definerer og ekspliciterer problemet og arbejder henimod et fælles
mål (Siraj-Blatchford, Sylva, Muttock, Gilden, & Bell, 2002).

Kleppe refererer Trawick-Smith og Dziurgot (2011), der skitserer specifikke katego-
rier af problemløsning, for at bestemme en passende respons på børns leg (fx "Aktivt
søge hjælp til at udføre eller udføre en opgave") og tænke/konstruere viden

(fx "Anmode om hjælp til problemløsning" eller "Manglende opmærksomhed eller opmærksomhed på vigtige aspekter af et problem") (Kleppe, 2018, s. 1490).

Selvregulering

Endelig er begrebet **selvregulering** et afgørende aspekt af læreprocessen. Nogle teorier fokuserer på selvregulering med hensyn til social tilpasning i forhold til andre, fx Bodrova og Leong (2007). Men Kleppe fokuserer på selvregulering som selvjustering i forhold til egne følelser og evner, inspireret af konceptualiseringer som Byrnes Selfregulation Model (SRM) (Kleppe (2018), med henvisning til Miller & Byrnes 1997). Sammenfattende kan fem selvregulerende tendenser ifølge Kleppe betragtes som vigtige for børnene for at lykkes i en given situation:

- viden om forskellige strategier,

- evnen til at koordinere flere mål,

- være i stand til at håndtere usikkerhed,

- selvkorrigerende strategier, når man laver fejl (vurdere tendenser, forudantagelser (bias) og begrænsninger) og

- evnen til at lære af erfaringer (Kleppe, 2018, s. 1490).

Eksekutive funktioner

Elementerne i formålet med stilladsering finder vi hos fx Beloutskaia og Veraksa (2019). Det kan sammenfattes i samlebegrebet eksekutive funktioner, der omfatter evne til impulshæmning, fleksibilitet og kreativitet, kontrol over sine følelser, arbejdshukommelse, planlægning, overblik over materialer og organisering af dem, selvdisciplin i form af vedholdenhed, bevidsthed om egen og andres sociale adfærd samt at kunne initiere, det vil sige sætte noget i gang (Beloutskaia & Veraksa, 2019).

Eksekutive funktioner [EF] defineres som et meget komplekst sæt kognitive evner såsom arbejdshukommelse, selvregulering og kognitiv fleksibilitet. "Disse indbyrdes forbundne processer understøtter børns evne til at styre og kontrollere tanker og adfærd.

Udvikling af EF medfører, at børn tænker / planlægger, før de handler, husker regler og begivenheder og er fokuseret og ikke så let bliver distraheret af irrelevante eller fremmede/ ude fra kommende faktorer" (Fleer, Veresov, Harrison, & Walker, 2017, s. 47).

I forbindelse med sin analyse af data formulerer Kleppe en række konkrete observationspunkter: Intersubjektivitet i form af varme og lydhørhed, det vil sige at praktikeren konstant anerkender børns individuelle følelsesmæssige og fysiske behov på en varm og forstående måde samt reagerer passende og hurtigt på deres ytringer og signaler. Opførslen skal også ses som engageret og med et vist energiniveau (Kleppe, 2018, s. 1492).

Fælles problemløsning, hvor praktikeren skal identificere sig med, hvad børn faktisk har brug for af stillads, hvordan der udvises ægte interesse for barnets handlinger, og hvordan denne oplevelse deles med barnet gennem udseende, ansigtsudtryk, kropssprog og/eller ord.

Selvregulering, hvor praktikeren viser et passende svar på barnets behov, det vil sige en passende handling i forhold til, hvor meget vejledning børn har brug for i det øjeblik i legen. Pædagogen skal aktivt vælge at give afkald på kontrol og overlade de næste valg af handlinger til barnet. Pædagogen kommunikerer dette til barnet gennem udseende, ansigtsudtryk, kropssprog og/eller ord.

I undersøgelsen sammenholder Kleppe sine observationer med observationsdata, indsamlet med ITERS-R og konstaterer at i de institutioner, hvor pædagogerne responderede som de tre elementer i stilladsering anviser, observeres høj kvalitet (Kleppe, 2018, s. 1495-1501). Stilladsering kan også indarbejdes og forstås i det Broström kalder "rammeleg".

I rammelege er "De voksne er ikke blot tilskuere til børnenes lege. De er med i planlægningsfasen, hvor også de udarbejder roller de vil påtage sig og handlinger, de vil udføre. Men deres deltagelse i såvel planlægningsfasen som udførelsesfasen er underordnet børnenes initiativer og aktiviteter. De voksnes rolle er at støtte og berige børnenes leg, ikke at lede og dominere. Ved at påtage sig rollen som den observerende og deltagende, interesserede og sensitive, men ikke dominerende legedeltager, støtter de voksne børnenes leg.

Gennem et sådant samvær udvikles et tillids- og anerkendelsesforhold mellem børn og voksne, og meget tyder på at voksne, der indtager en sådan rolle i legen, udviser en tilsvarende sensitivitet i de mere voksenstyrede aktiviteter" (Broström, 2002, s. 463).

Forberedelse og deltagelse i leg

Børns leg kan således støttes direkte gennem deltagelse i leg og indirekte gennem de pædagogiske og didaktiske overvejelser og forberedelser, pædagogerne gør. Stanton-Chapman (2015) opsummerer en række specifikke retningslinjer for interventioner, som pædagoger kan bruge til at fremme vellykkede peer-interaktioner i børnehaver. De inkluderer:

- forberedelse af det fysiske miljø til leg (fx udvælgelse af materialer og legetøj, valg af temaer) og forberedelse af de socio-emotionelle rum for leg,

- at gå ind i og ud af børns leg sensitivt og i respekt for legen,

- bruge sproglige interaktioner til at fremme legeepisoder og sociale interaktioner og

- vælge de mest passende interventionsstrategier baseret på observation af og i legen (Stanton-Chapman & Hadden, 2011).

En pædagogstuderende fortæller om at forberede en aktivitet og indtage en bestemt position, hvorefter aktiviteten udvikler sig til en leg ledet af børnene selv. En anden studerende taler videre om, hvordan der kan skiftes position undervejs:

P1 Jeg kan rigtig godt lide rollen som forsyner, hvor jeg "lægger noget op" så de har en masse muligheder – muligheder for at tænke og lege på nye måder. Det, synes jeg, er helt vildt interessant og sjovt at stå og observere bagefter, når man har sat sådan noget op til dem.

I: Så kommer du fx med materialer til dem, smider en ide ind… og så går du igen

P1 Så står jeg og kigger lidt. Jeg havde på et tidspunkt fx en gruppe piger. En dag havde jeg lagt en masse måleredskaber og tavler frem og noget forskelligt, bare lagt det ud, samlet.

Så var der én, der spurgte, "hvad skal vi med det" "Det ved jeg ikke, hvad kan I bruge det til?": "Det ved jeg, eller vi kan måle…" Og børnene løb rundt i hele haven (på legepladsen) og havde en sjov leg med det –

der stod jeg bare og kiggede på, til et barn kom hen og sagde: "Træet er meget højere end mig".

P2 Jeg er den, der deltager. Jeg kan lide at deltage og også nogle gange trække mig tilbage og observere. I forhold til målgruppen, hvor legen hurtigt "falder ned", hvis vi voksne forlader dem. Fra min 1. praktik kan jeg huske jeg observerede børnene, der legede. Ligesom P1 siger, man jonglerer med positionerne. Man cirkulerer og vurderer positionen, hvad der er brug for i den situation…

s.2, l.24-36

Tryghed er en forudsætning for gode relationer

Pædagoger, der er varme, følsomme og engagerende over for børnene, skaber en atmosfære, hvor legeaktiviteter og sociale interaktioner accepteres, ønskes og er sjove. Når børn ser pædagogen som en, de kan stole på, udvikler de en tryg relation, der fungerer som en sikker base for leg. Børnehavebørn, der betragter deres pædagoger som sikre baser for leg og interaktion, er mere villige til at deltage i lege med jævnaldrende, da de føler sig trygge i forhold til nye og måske mere usikre relationer (Stanton-Chapman T. L., 2015).

P5 Et barn (b) fra en anden stue, som jeg ikke har så meget kendskab til, jeg ved der er nogle udfordringer, jeg observerer at (b) står og driller, synes de andre børn. B står og fægter med en pind. De andre børn er i gang med en helt anden leg. Jeg går hen til (b) og spørger, hvad det er (b) har i hånden, og (b) siger det er et sværd. Jeg siger, nåh, ej, skal vi ikke lege det er en skyder, for så skal vi ikke slå hinanden med pinden. Det vil (b) rigtig gerne og så spørger jeg, om (b) kan hjælpe mig med at finde den rigtige skyder og så kunne vi gå hen og lege sammen. Det vil (b) rigtig gerne, så jeg inviterer (b) ind i en leg, hvor vi så går ned på græsplænen og begynder at skyde efter hinanden, og der kommer så flere børn til, og de finder pinde og er med til at lege den her skydeleg, hvor de alle sammen rotter sig

sammen mod mig… og jeg tror den varede en halv time, hvor vi bare legede nede
på græsplænen… det gik rigtig godt. s.7, l.15-23

Understøttelse i læringsmiljøet

Pædagogerne skal bruge deres viden om teorier og fra forskningen til at vejlede
udviklingen af leg hos børn. Under fri leg eller gruppetid påtager pædagogerne sig
typisk rollen som iscenesætter [stage manager], der hjælper børn med at blive klar
til at lege. Som scenechef understøtter pædagogerne legen ved at forberede det
fysiske miljø og planlægge et passende tidsrum til leg. Dette inkluderer også mate-
rialer til leg og forslag til brug af materialer. Læringsmiljøet skal således afspejle en
sociokulturel følsomhed, hvor alle kan deltage, og hvert barn føler sig værdsat
(Tarman & Tarman, 2011).

På spørgsmålet om de studerende nogle gange arbejder ud fra bevidste mål, fx i
forhold til læreplaner, svarer en studerende:

P1 Ja! Jeg ville gerne på et tidspunkt, de skulle være mere undersøgende og gå
på opdagelse i tingene. Der var sne på det tidspunkt. Jeg havde taget små plastik
pipetter med og fyldt glas med farvet vand. Så kunne de fylde dem op. Så gik de
rundt og eksperimenterede med at sprøjte det på sneen, rundt omkring, og prø-
vede at blande farverne. Der havde jeg både sat mål for, at de skulle være under-
søgende, de skulle gå på opdagelse og eksperimentere. Også for gruppen, de
skulle komme til at lege lidt på tværs af aldre. Nu har jeg en meget blandet alders-
gruppe. Det ender altid meget i de samme grupper. I den her leg kunne de støtte
hinanden og hjælpe hinanden, hvor de store var lidt nødt til at hjælpe de små, og
det gør de med glæde. Det var superfedt at se faktisk. s.3, l.1-8

Som under en lærerig leg-tilgang kan pædagogen også ses som en "legeforstærker",
det vil sige pædagoger, der påtager sig play enhancer-rollen, deltager i børns leg og
giver støtte til at gøre det til en kvalitetsoplevelse for de involverede børn – uden at
overtage legen.

Evne til at iværksætte, deltage observerende og afslutte legen med følsomhed og anerkendelse for børnenes og legens præmisser er afgørende for at få succes med denne rolle (Stanton-Chapman & Hadden, 2011) (Stanton-Chapman T. L., 2015). Om end dagens faste strukturer, så som rutiner omkring måltidet, kan udfordre planlægning, og den udvikling legen tager.

P1 Jeg har også planlagt forløb, fx med SMTTE-modellen, og der sidder jeg og tænker, om det decideret er leg, når det er planlagt aktivitet på den måde der.

I: Hvad tænker du? Tror du, det er det?

P1 Det må man jo se om det udvikler sig til. Det kunne det udvikle sig til. Rammerne i mine aktiviteter er ikke så faste, så det kan sagtens udvikle sig til leg.

I: Hvad med det med pipetter og farver og sne?

P1 Det var også en planlagt aktivitet, men det udviklede sig til leg, kunne jeg se på den måde børnene gjorde det på.

I: (Eksemplet med pipetterne) Hvad skete der, hvornår og hvordan sluttede legen?

P1 Den sluttede, da vi skulle ind og spise, det var jo knap så naturligt.

P2 Kom de tilbage til legen efter spisning?

P1 Nej det gjorde de ikke. Men de spurgte efter dem flere gange, da vi var på legepladsen de næste dage. Så der havde jeg dem (pipetterne) med – så var der nogen af dem, der fik dem at lege med. s.3, l.15-27

Playworlds

Ferholt og Rainio (2016) beskriver et studie, hvor forskerne har anvendt et koncept om legeverden [playworld] i et forsøg på at inkludere børn i leg (Ferholt & Rainio, 2016). Der tages afsæt i Lindqvists (1995) kreative legepædagogik som design til at undersøge, hvordan æstetiske aktiviteter kan påvirke børns leg og arten af forbindelserne mellem leg og de æstetiske former for drama og litteratur.

Grundlaget for pædagogikken er Lindqvists (1995) fortolkning af Vygotskys teorier om leg og fantasi.

Lindqvist konkluderer, at udviklingen af fælles leg mellem voksne og børn er muliggjort gennem skabelsen af en fælles fiktion, som hun kalder en 'playworld' (Lindqvist, 1995).

En "playworld" oprettes gennem at bringe handlingerne og figurerne, i fx litterære tekster, til live gennem drama. Det er det interaktive rum, både børn og voksne er kreativt engagerede i. Konkret gennem fælles manuskript og improvisation forvandler børn og voksne et rum til en verden inspireret af en bog, en film, et eventyr og så videre.

En pædagogstuderende beretter om en aktivitet, der kan tjene som eksempel:

> P7 Jeg har også været i gang med et didaktisk forløb – om dialogisk læsning, hvor målet har været deres sproglige kompetencer og relationer… Målet var at udvide deres ordforråd ved at vi havde nogle fokusord, vi arbejdede med, og så skal vi afslutte med æstetiske udtryk, hvor vi skal lave et skuespil. Vi har leget, fx Bjørnen sover, fordi det er bestemt også kognition. Det er en blandet [alders]gruppe, så der skal differentieres hele vejen for at fange dem i deres NUZO, så de alle sammen kan få noget ud af det. s.9, l. 23-33

Ifølge Ferholt og Rainio skal pædagogen i en playworld deltage fuldt ud i børns leg ved at påtage sig legeroller og eventuelt klæde sig ud. Dermed kræves det, at de delvist træder uden for deres rolle som pædagog og slutter sig til børnene i rollen som aktør/medskuespiller. For det andet konstruerer børn og pædagog sammen det miljø, hvor legen foregår. "Børnene leger ikke i et miljø, der er designet til dem af voksne alene" (Ferholt & Rainio, 2016, s. 416).

For det tredje skal indholdet tage afsæt i noget, der på den ene side optager børnene, det vil sige er aktuelt og meningsfuldt for dem her og nu, og på den anden side vedrører epistemologiske og etiske dilemmaer, der er af stor interesse og betydning for både børn og voksne. På det grundlag investeres personligt i emnerne og derfor i processen og resultaterne af en playworld (Ferholt & Lecusay, 2010).

Et definerende pædagogisk træk ved playworlds er således behovet for dramatiske begivenheder, der er spændende og motiverende for børn.

Dramatiske kollisioner henviser til spændende, engagerende eller modstridende øjeblikke i playworld, hvor børn og pædagoger er følelsesmæssigt involveret. Drama skaber særlige forhold, der kan aktivere børn i handling; til at forestille sig løsninger på verserende problemer og skabe kollektive refleksionsmomenter i stykket. Drama kan understøtte udviklingen af playworlds, som igen har vist sig at støtte børns udvikling, især eksekutive funktioner (Lindqvist, 1995), (Fleer, Veresov, Harrison, & Walker, 2017, s. 48).

Playworld eller rammeleg

Playworlds (Lindqvist, 1995) er et ideelt redskab til udvikling af eksekutive funktioner, fx fordi pædagogerne kan ændre og udvikle nye regler, så som at børnene pludselig skal gå baglæns og fortælle/spille historien omvendt (Hakkarainen, 2010). Playworlds fremmer også selvregulering, fordi børn, når de kommer ind i en playworld, skal følge visse regler, som fx er modstridende (Fleer, Veresov, Harrison, & Walker, 2017, s. 49). Desuden understøtter playworlds arbejdshukommelsen, fordi børn er nødt til at huske legefortællinger og deres rolle/karakter, samtidig med de kan blive udfordret af pædagogen til at reagere på et problem, fx ved at skulle løse et problem fra en anden persons/rolles perspektiv. Herigennem udfordres den affektive tilknytning, et barn har til sin rolle og de konkrete omgivelser (Veresov & Fleer, 2016).

Begrebet playworld er ikke ulig Stig Broströms begreber om "rammeleg". "Der er tale om store kollektive lege, hvor alle deltagere leger i relation til et fastlagt tema. Disse lege adskiller sig fra børnenes egne rollelege, der som oftest er kendetegnet af, at børnene selv bestemmer, hvem de vil lege med, og hvad de vil lege. I rammelegen er princippet, at alle er med. Ingen er udenfor. Det betyder dog ikke, at der ikke i rammelegene kan opstå tætte intime forløb mellem få legekammerater. Legeepisoder, hvor der ikke er adgang for hvem som helst.

Men rammelegene giver plads og mulighed for, at alle børn – også de børn, der har vanskeligt ved at lege – kan indgå i spændende legeforløb. Hertil kræves støtte fra de voksne. Dette kollektive aspekt udtrykkes i børnehaven med formuleringen "lege sammen, alle sammen" (Broström S. , 2002, s. 462).

Storyline

Et andet eksempel, der understøtter en legende læringstilgang og som ligner play-
worlds er storyline (Den "skotske metode" (Sunesen, 2020) (Creswell, 1997) (Bell,
Harkness, & White, 2007). Storylinemetoden er en pædagogisk tilgang til børns læ-
ring, hvor de centrale elementer er fortælling, aktiv medskabelse, kreativitet og soci-
alt tilhørsforhold. Forløbet er bygget op omkring en fortælling, en historie om noget
som børnene er med til at skabe undervejs. Udgangspunktet/temaet skal tage ud-
gangspunkt i noget, børnene kan relatere til sig selv og deres kendte omgivelser.
"Storylinemetoden er således en åben struktur, som muliggør at stort set alt kan
lægges ind i forløbet som faglige elementer. Metoden lægger op til at børnenes fan-
tasi og forestillingsevne involveres og stimuleres, ligesom forløbet giver mulighed for
at skabe lærings- og deltagelsesmuligheder for en bredt sammensat børnegruppe.
Man kan deltage og lære på uendeligt mange forskellige måder i et storylineforløb,
og det er væsentligt at forløbet også tilrettelægges sådan, at børnenes forudsætnin-
ger, interesser og perspektiver medtænkes fra start" (Sunesen, 2020). Et Storyline-
forløb giver gode muligheder for didaktisk at sætte det pædagogiske personales
kompetencer i spil i den brede variation af aktiviteter, et forløb kan indeholde, samt
på en legende måde at bearbejde vanskelige problemstillinger om fx sorg og krise,
inklusion, demokrati, politik og andre værdier samt aktuelle eller historiske begiven-
heder.

Det særlige potentiale i storylinemetoden er, at forløbet er struktureret via en fortæl-
ling og en fortællerstruktur og lægger op til, at børnene er aktive medskabere af
denne fortælling. At børnenes fantasi og forestillingsevne stimuleres via æstetiske
læreprocesser, og at de gives en aktiv stemme ind i selve forløbets form og indhold.
At storylineforløb er båret af klare formål, som omhandler en klar rammesætning af
besøg, fællesskab og venskab i børnegruppen og skabelsen af positive forventnin-
ger og meningsfuldhed for børn.

Metoden tilbyder organisering af oplevelser af fællesskab og venskab samt muliggør
positive erfaringer med fagligt indhold i relation til fx den styrkede pædagogiske læ-
replan (fx finmotorik, krop, sanser og bevægelse, musik og kreativitet, natur og sci-
ence).

Børn har brug for tid til leg

Børn har brug for god tid til at lære gennem leg. Pædagogen må organisere og arrangere tiden, så der i praksis i dagtilbuddet gives børn mulighed for at planlægge og udføre legeidéer. Især under dramatisk/rolle- og konstruktionsleg, er der brug for tid til at vælge deltagere og forhandle roller, designe objekter og konstruere rekvisitter.

Hvis legen organiseres med mindre ude-fra-strukturerede aktiviteter vil der være færre forstyrrelser og mere involvering. Under en kortere legeperiode skabes ikke rum for store fælleslege, og som Tarman og Tarman observerer, deltager børnene mest i individuelle eller parallelle legeaktiviteter.

En (for) kort legeperiode forårsager også nogle adfærdsmæssige og følelsesmæssige problemer.

"Børn skal bruge tid til fordybelse, og de skal kunne afslutte deres leg på en ordentlig måde. Når de (for) hurtigt stoppes, afbrydes, og fx får besked på at rydde op, opstår misforhold, så som at børnene nægter at rydde op, nægter at deltage i en aktivitet samt bliver forstyrrende og aggressive" (Tarman & Tarman, 2011, s. 329).

En række undersøgelser svarer også på, hvor meget tid der er brug for til leg. Ifølge tidligere forskning, erfaring og undersøgelser hævder Tarman og Tarman, at perioder med fri leg i dagtilbud skal vare 30 til 60 minutter (ibid).

Med observationsværktøjet ECERS-3 vurderes, at der skal gerne skal være en time til leg, for at der kan tales om god kvalitet.

Personalet skal være fleksibelt omkring varigheden, det vil sige lade legen fortsætte til børnene selv kan afslutte den, eventuelt lade den fortsætte senere eller næste dag og så videre.

Ved større rolle-/dramalege og konstruktionsleg, fx når der bygges med klodser, ønsker børnene at bevare deres (u)færdige hus, rumskib, ZOO, set-up'et i det hele taget ind til næste periode med fri leg.

Det fysiske rum

"Det er vigtigt at arrangere og organisere legeområder" (Tarman & Tarman, 2011, s. 330).

Pædagoger skal stille rum og materialer til rådighed for børns deltagelse i rolle- og konstruktionsleg samt dramatisk leg. Der kan etableres temarelaterede områder (eller interessecentre jf. Harms, Clifford & Cryer, (2015)), så som postkontor (skrivecenter), bibliotek (læsehjørne), restaurant (legekøkken), lejrområde, slot, dyre- og bondegård.

"Det er klart, at det fysiske rum skal arrangeres for at understøtte børns udviklingsbehov og de mål, vi har for dem. Efterhånden som pladsmængden falder, vil niveauet af social interaktion, inklusive aggression, stige. Denne stigning i aggression kan også skyldes et begrænset antal legetøj og aktiviteter. Når pladsen reduceres, vil lege, motoriske udfoldelser og tumlen mindskes, mens de fysiske kontakter øges" (Rogers & Sawyers, 1998, s. 89).

Vi har brug for legemateriale til fremme af leg af høj kvalitet (Bronfenbrenner & Morris, 2012). Og "det er vigtigt at tilbyde materialer og udstyr, der passer til børnenes udviklingsniveau" ((Bredekamp & Copple, 1997) (Tarman & Tarman, 2011, s. 330). Udendørs legemiljø og materialer bør også fremme leg af høj kvalitet.

Der skal tilbydes et passende lege- og læringsmiljø samt materialer til børn, til rolleleg og bevægelsesaktivitet, som de kan engagere sig i grovmotorisk.

Pædagoger kan hjælpe børn med at opbygge nye erfaringer gennem oplevelser, udvide og berige ideer til leg samt måder at stimulere børns fantasifulde leg. Fx ture ud af huset til natur, arbejdspladser, udstillinger med videre.

De kan også læse bøger og se videoer for at lære fakta om forskellige job. "Udflugter, historier, bøger, ferier, besøgende og oplevelser af forskellige familietyper danner grundlaget for erfaringer og forestillinger til leg. Jo bredere børn oplevelser er, jo mere sandsynligt er det for [at de kan] udvides til interessante temaer i leg" (Rogers & Sawyers, 1998, s. 104).

Udfordringer for pædagogen i legende læring

På baggrund af den inkluderede forskning kan vi opsummere de væsentligste udfordringer:

- At stille de nødvendige ressourcer til rådighed for børnene og indrette læringsmiljøet med tilstrækkelige udfordringer og variation i materialer.

- At legene får tid til at udvikle sig og fortsætte over hele dagen og/eller over flere dage – organisere større projekter med plads til at børnene kan udfolde sig udforskende og kreativt, tematiserede aktiviteter på tværs af læreplanens temaer.

- At overlade initiativet til børnene, så målene kan ændres undervejs og følge legen, der hvor børnene tager den hen.

"At følge legen" er ikke altid nemt – og nogle gange siger børnene (heldigvis) selv til og fra:

P5 Ja, et eksempel. Vi har et lille dukkerum, og så vil jeg sætte noget mad ind i mikroovnen, og så siger (b), og (b) bliver faktisk rigtig halvsur på mig, og siger: Nej, sådan her gør man altså ikke. Du skal varme det op i en gryde. (b) skubber mig væk og vil selv gøre det. Og (b) siger: Sku' vi så ikke sige, du var moren [til et andet barn] og skubber mig ud af legen. Det er ok.

P5 Kunne man sige at dinosaur og sådanne lege, de er bare så abstrakte for børnene, det er ikke noget, de kan relatere til ud over det, de har set på TV. Men når de tænker på en mor, så tænker de selvfølgelig på deres mor og så er det kun dem selv – eller deres mor – der kan spille den rolle. Jeg har virkelig reflekteret over, hvordan det kan være.

P6 Man oplever også tit, at børnene sagtens kan lege det med hinanden… hvorfor har jeg det så nogle gange så svært med det. Jeg har også prøvet det med at børnene bliver lidt halvsure, fordi jeg gør noget forkert. Børnene kan sagtens... [selv].

s.8, l.26-36

7.5 Leg og læring i spil (games/gamification)

Pyle og Danniels (2017) Har undersøgt, hvorvidt og hvordan pædagoger anvender spilbaseret leg i praksis. Denne type leg bliver implementeret på alle stuer (9 i alt) for at understøtte udviklingen af før-matematiske og sproglige færdigheder. Pædagogerne prøver at gøre læringssituationen mere legende og engagerende for børnene. I disse spilepisoder instruerede pædagogen i målene og forklarede processen, mens børnene fulgte spillereglerne. Fx spil, der involverer brug af bogstaver ved at stave ord og navne på et spillebræt, ord- og bogstavbingo samt fiskespil efter bogstaver med magnetstænger. Matematikspil var også udbredt på flere af stuerne, fx "Fisk" med nummerkort og modellervoks til at fremstille det tildelte antal orme og placere dem på scenen i et teatertema.

Variationer af og i spillene giver mulighed for både leg og legebaseret læring. Når legeepisoderne bliver instrueret af børnene, er de fri for eksterne læringsmål fra curriculum (læreplan). De kan tage afsæt i regler og vejledning for et givent spil, hvori der også reflekteres bestemte normer og mål (det gælder fx om at vinde, om at komme først og så videre). Men reglerne kan afviges, og spillet kan udvikle sig i en anden retning end reglerne forudsætter. "De legebaserede læringsaktiviteter kan involvere varierende niveauer af inddragelse af pædagogen og varierende grad af akademisk læring" (Pyle & Danniels, 2017, s. 284).

Litteraturstudiet rummer på grund af de afgrænsede søge- og inklusionskriterier (se kapitel 10) kun ovenstående studie om spil og leg gennem spil. Det er dog efterhånden et stort område i sig selv, ikke mindst inden for skolen, fx i form af inddragelse af computerspil i undervisningen.

Ud over forskellige spil, der understøtter udvikling af ordforråd, talforståelse, forståelse for sociale regler, motorik og så videre, har den digitale udvikling de senere år givet fænomener som IT-baserede motorikspil, quizzer, virtuelle verdner og digitale rollespil en større udbredelse. De mange former for spil kan inddeles i flere typer eller genrer, så som sport og konkurrencer, action- og eventyrspil, rollespil, spil uden konkurrence og sociale spil. I dagtilbud (og skole) tales ofte om brug af spilelementer i ikke-spil-sammenhænge (gamification) (Erkman & Lomholt, 2018).

"Spil kan defineres som interaktive fænomener med stor indbyrdes variation, der både kan forstås som konkrete designs (det vil sige som tekster, produkter, artefakter og/eller systemer) og som aktiviteter (det vil sige som processer eller praksisser), der er indlejrede i bestemte kulturelle sammenhænge" (Hanghøj, 2019, s. 2).

Informationsteknologi (IKT) og brug af spil

Brugen af skærmbaserede læringsspil og "gamification"-systemer giver pædagogen mulighed for at træde tilbage fra spilaktiviteterne og observere progression i læring, for så at følge op med feedback hvor der er udfordringer i barnets faglige forståelse. Mere gruppeorienterede spilaktiviteter lægger op til, at pædagogen skal være en aktiv facilitator, der kan rammesætte dialogiske spilleregler for den gode samtale, give feedback på og guide spil- og samspilsprocesser.

Pædagoger har ifølge Hanghøj "ofte bestemte præferencer i forhold til at anvende nogle former for spildesigns frem for andre" (Hanghøj, 2019, s. 12). Det hænger sammen med erfaringer fra praksis, såvel fagligt som personligt, og med egentlig interesse for spil(teknologier).

"Brugen af spil kræver derfor, at man som pædagog kan identificere og gøre sig fortrolig med de modeller for læring, som er indlejret i bestemte spildesigns, og derudfra vælger sin egen didaktiske tilgang til at anvende spillet i pædagogisk praksis" (ibid).

I en undersøgelse af kvalitet i dagtilbud i Hjørring Kommune observeres brug af IKT i halvdelen af institutionerne (13 ud af 26) (Næsby, et al., 2020). For de fleste institutioners vedkommende ses brug af teknologi med passende vokseninvolvering eller at der er alternative aktiviteter tilgængelige for børnene.

For at møde høj kvalitet ifølge det anvendte måleværktøj (ECERS-3) må personalet involvere sig sammen med børnene og "brugen af medier, og teknologi må opmuntre til kreativitet eller aktivitet eller understøtte igangværende aktiviteter/projekter" (Harms, Clifford, & Cryer, 2015, s. 77) (fx at gå på internettet og søge oplysninger om nogle insekter, børnene har fundet, eller forberede en tur ud af huset).

Personalet bør bruge teknologien i børns perspektiv, fx til undersøgelsesarbejde, til at lave sjov med, som fx optage en video af en madpakke, der bliver spist, og vise filmen baglæns samt bruge en projektor til at kaste skygger på væggen, der kan aftegnes med mere (EVA e. a., 2016).

Computerspil

Et norsk studie undersøger pædagogers deltagelse i situationer, hvor computerspil bliver anvendt af 5-årige børn. Studiet fokuserer på de didaktiske udfordringer, pædagogerne møder, når kommercielle computerspil med et pædagogisk formål implementeres i dagtilbuddet (Vangsnes, Økland, & Krumsvik, 2012).

"Studiet viser, at pædagogerne anser computerspil som en del af børnenes "fri leg", og at pædagogerne i høj grad ikke er til stede, når børnene spiller computerspil. Pædagogerne involverer sig som deltagere i spillet i 10,7 % af de observerede situationer, og i de tilfælde, hvor de deltager, oplever pædagogerne, at det er svært at fastholde dialogen, som de anser som et centralt element i det at udforske og lære. Gennem analysen finder forskerne, at der er to dramaturgiske forhold på spil: 1) den indbyggede interaktive dramaturgi i spillet, materialiseret i selve spillesituationen, og 2) den dialogiske dramaturgi, som pædagogen forsøger at skabe i den didaktiske situation.

Dette tyder på, at der er en didaktisk dissonans mellem det læringsrum, som spillet forsøger at skabe, og det læringsrum, som pædagogen forsøger at skabe og styre. Dette kommer til syne, ved at pædagogerne hele tiden forsøger at få børnene til at fortælle og forklare, hvad det er, de laver i spillet, mens de børn, der spiller, er fordybet i spillet og ikke er modtagelige for den kommunikation, som pædagogerne ønsker at skabe.

Det stærkeste interaktive bånd er mellem spilleren og spillet, ikke mellem spilleren og pædagogen. Forskerne pointerer, at der kan være mange årsager til, at børn, der spiller, ikke er modtagelige for "forstyrrelser" udefra, fx kan det være, at de opgaver, de skal løse i spillet, kræver, at de er i dyb koncentration.

Desuden viser resultaterne, at pædagogerne ser på pædagogiske computerspil som et redskab til læring og til at forstå sociale spilleregler i tillæg til, at det giver teknisk indsigt og tekniske færdigheder" (Vangsnes, Økland, & Krumsvik, 2012) (Citeret fra https://www.nb-ecec.org/resumeer/post-2805408).

Den fællesoffentlige digitaliseringsstrategi 2016-20 omfatter initiativer om digital dannelse for børn (EVA, 2016). Her rettes fokus på at tilegne sig god adfærd, med bevidsthed og målrettethed, i brug af teknologi for både børn og personale. Børnene bliver optagede af, hvordan personalet bruger digitale redskaber, så personalet er rollemodeller, både i dokumentations- og undersøgelsesarbejde samt i forhold til underholdning og kommunikation.

I den styrkede pædagogiske læreplan ses brug af informationsteknologi: "som en grundlæggende kulturteknik, som børn skal have mulighed for at bruge i et eksperimenterende fællesskab… en kritisk og reflekteret omgang med og brug af IT og digitale redskaber er en del af den almene dannelse for børn" (Socialministeriet, 2016, s. 19).

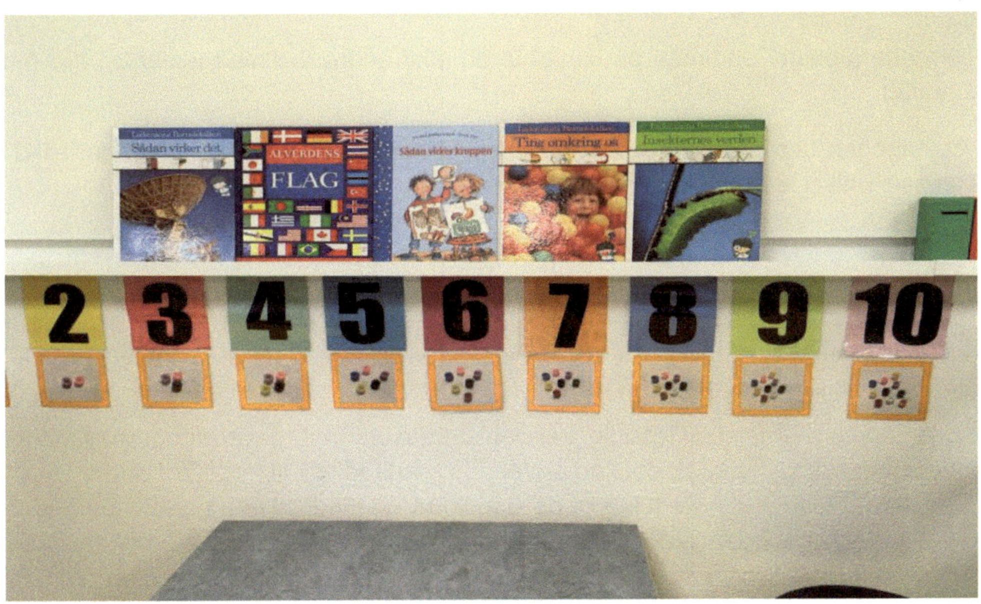

Foto: Dagtilbud, Randers Kommune. Tal, mangfoldighed og science.

Brug af IKT kan have positive effekter

Endvidere viser forskning inden for området, at der er evidens for, at den pædagogiske anvendelse af IKT i dagtilbud har positive effekter på børns faglige, sociale og personlige kompetencer, "når:

• IKT anvendes som del af bevidste pædagogiske strategier med et formålsbestemt indhold.

• IKT integreres meningsfuldt i andre aktiviteter i dagtilbuddet, både planlagte og spontane.

• IKT anvendes sideløbende med andre former for aktiviteter, så IKT ikke erstatter eller overskygger eksempelvis udendørsaktiviteter.

• Der skabes regler og rammer for børnenes anvendelse af IKT.

• Børnene arbejder sammen på computeren eller andre digitale medier og hjælper hinanden.

• Pædagogen besidder de fornødne kompetencer og praktiske færdigheder i IKT" (Nielsen, Tiftikci, & Søgaard Larsen, 2013, s. 59).

Udfordringer for pædagogen i læring gennem spil

De positive effekter af at anvende IKT og spil i dagtilbud er generelt ikke reflekteret i pædagogisk praksis (EVA, 2020).

Vedrørende anvendelse af teknologi er den største udfordring pædagogernes manglende kendskab til, hvordan det kan anvendes pædagogisk til fordel for børns læring og udvikling. I langt størstedelen af de dagtilbud, der indgår i den nationale undersøgelse af kvalitet i dagtilbud (EVA, 2020) anvendes elektroniske medier slet ikke. Der hvor de anvendes, er pædagogerne udfordret didaktisk af, at det stærkeste interaktive bånd er mellem spilleren og spillet, ikke mellem spilleren og pædagogen (Vangsnes, Økland, & Krumsvik, 2012).

8.0 Børns perspektiver på leg og de voksne

Studier af tyrkiske børns syn på leg viser, at nydelse spiller en central rolle i legen. En undersøgelse af 6-årige børns perspektiver på leg viser, at udendørsleg med venner og familiemedlemmer værdsættes (Erdoğan et al., refereret i (Ivrendi, Cevher-Kalburan, Hansen Sandseter, Storli, & Holla Sivertsen, 2019, s. 35).

Børns kriterier for at definere en aktivitet som værende leg inkluderer 1) legetøj, 2) at have det sjovt og 3) at være planlagt af børn (Koçyiğit & Baydilek, 2015).

Et nyligt studie af Pyle og Alaca (2018) finder, at legemiljøet og pædagogernes tilstedeværelse under leg er afgørende faktorer for børns opfattelse af leg. Studiet viser, at på stuer hvor børnene mest af tiden er optaget af fri leg, og hvor pædagogerne det meste af tiden er fraværende fra legen, opfattede børnene ingen sammenhæng mellem leg og læring. Modsat viser undersøgelsen, at børn der er på stuer, hvor de engageres i varierende former for leg, og hvor pædagogerne er aktive deltagere i legen, opfatter børn leg og læring som sammenhængende fænomener. Børnenes legedefinitioner fokuser på legetyper (fx rolle- og konstruktionsleg) og legerelaterede følelser, såvel som voksnes fravær i leg.

Et andet studie har i forlængelse heraf fundet, at børn definerer leg ud fra kvaliteter som mulighed for selv-initiativ, valgfrihed, sjov og kreativitet, samt det at være sammen med venner uden voksnes indflydelse og kontrol (Einarsdottir, 2014).

Undersøgelser af norske børnehavebørns perspektiver på deres hverdagsliv, både indendørs og udendørs, på deres trivsel og mulighed for deltagelse og indflydelse, viser at norske børnehavebørn har signifikant bedre muligheder for selv at bestemme, hvad de vil lave udendørs end indendørs (Sandseter, 2012) (Bratterud, Sandseter, & Seland, 2012).

Fire kategorier af voksne – set med børneøjne

Med reference til empiri fra 11 etnografiske interviews med 6-årige børn om deres oplevelse med professionelle voksne i tre børnehaver undersøger (Koch, 2016) danske børns syn på konkrete voksne i deres børnehave, kort tid efter de har forladt institutionen. De professionelle voksne er udvalgt af børnene.

Børnene omtaler alle som "voksne". Studiet siger derfor noget om børns perspektiver på professionelle generelt – uafhængigt af uddannelsesniveau.

I de interviewede børns narrativer om de voksne i børnehaven blev identificeret fire kategorier af voksne.

Den hyggevoksne, der er god at søge trøst ved, og som tilbyder følgeskab, tryghed og hjemlighed. I forhold til børnenes leg lader hun børnene lege selv, men følger med og kommer med input fra sidelinjen. "De voksne er ikke med i legen, de kigger bare efter, om der er nogen, der græder eller sådan noget". (Koch, 2016).

Ordensmagten er en slags garant for opretholdelse af orden, overvåger hverdagslivet og har fokus på lovovertrædelser. Denne voksne blander sig sjældent i aktiviteterne og legene, men håndhæver hvad der er rigtigt og forkert. "og så kom der lige en voksen: Hvad laver du derinde? … og så fik hun skældud". (Koch, 2016) Denne voksne er også problemløser og konfliktmægler, når børnene er uenige.

Læremesteren er en voksen, der er hittepåsom, kreativ og som typisk planlægger pædagogiske forløb og sætter særlige aktiviteter i gang. Aktiviteten forløber typisk med børnene som deltagere og den voksne i en ledende og vejledende rolle. Hvis læremesteren deltager i legen, er det primært for at instruere og kunne holde øje med aktivitetens forløb: " De voksne, de er bare målmand", "de voksne de hjælper … de leger med os og ser, hvad vi kan". (Koch, 2016).

Legekammeraten er sjov, spontan og er medspiller i børnenes egne initiativer og lege. Legekammeraten er præget af et stort nærvær og uden et andet specifikt mål end at lege og begejstres. Legekammeraten fjoller, pjatter og finder på noget, der er atypisk. "Jessy hun er rigtig sjov … hun laver skøre ting og sådan noget. Nogle gange … når vi leger med Lego, så begynder hun bare at kilde os".

Legekammeraten bliver ofte benævnt som mange af børnenes "yndlingsvoksen": "alle børnene kan godt lide hende … hun er rigtig sød og leger meget med os" (Koch, 2016).

Med henvisning til tidligere internationale studier (Diamond, 2000; Kyrönlampi-Kylmänen, 2012) konkluderer Koch, at professionelle voksnes interaktionsadfærd blandt andet kan karakteriseres i forhold til en placering:

- på en skala som et udtryk for, i hvor høj grad den voksne griber ind og er styrende i forhold til børns aktiviteter (directive behavior) samt

- på en skala, som udtrykker den voksnes adfærd i forhold til at følge, støtte og opmuntre børn i højere eller lavere grad (responsive behavior).

Børns opfattelse af trivsel

I et tidligere studie (Koch, 2013) blev det påvist, at børns subjektive oplevelse af deres egen trivsel rettede sig primært mod deres egne lege, venner og æstetiske oplevelser, hvor de ikke eksplicit nævner deres professionelle voksne. Andre studier viser, at børnehavebørn godt kan godt lide voksne, som leger med dem, mens de ikke kan lide voksne, der skælder ud og hæver stemmen (Cousins, 1999; Wiltsher, 1999). Ifølge de interviewede børn er især **legekammeraten og læremesterrollen** kilder til trivsel og glæde.

Pædagoger i legekammerat- og hyggevoksenrollen, der arbejder med afsæt i de aktuelle affekter, udfører en indsats, der ifølge Koch hører under kategorien af den upåagtede faglighed (Ahrenkiel, Nielsen, Schmidt, Sommer, & Warring, 2012), idet de er svære at dokumentere og evaluere, men af stor pædagogisk betydning.

Hvad er trivsel?

Trivsel er grundlæggende afhængig af børnenes forhold og følelser i forbindelse med vigtige (signifikante) andre, og især de forhold hvor de havde oplevet noget af eller alle disse tre overordnede og indbyrdes forbundne dimensioner:

- Positiv selvfølelse: En følelse af at være okay, oplevelser af positiv anerkendelse og følelse af tilhørsforhold. Positiv anerkendelse opnås både gennem hverdags-handlinger og gennem mere ritualiserede former.

- Agens - Kontrol i hverdagen: At have agens eller kapacitet til at have en vis kon-trol over og være i stand til at udøve indflydelse på hverdagens hændelser. Det vigtigste i børns forståelse af handlefrihed var demokratisering af hverdagen, som kunne forstås som en tilstand, hvor følelse af mestring, kontrol og selvef-fektivitet blev oplevet.

- Sikkerhed: at børn føler sig trygge, er vigtigt for trivsel og velvære fordi dette gør det muligt for dem at engagere sig fuldt ud i livet - hvilket understreger den tætte sammenkobling mellem agens og sikkerhed. Et aspekt af dette er den følelsesmæssige sikkerhed/tryghed, som vedrører et varmt, tilfredsstillende og tillidsfuldt forhold.

Begrebet **subjektivt velvære** (trivsel) henviser til en indre (intra-subjektiv), subjektiv opfattelse og oplevelse af blive genkendt af andre, føle sig værdsat og have en følelse af lykke og tilfredshed – at føle sig godt tilpas også i forhold til andre (Koch, 2013).

Intersubjektivt velvære (trivsel) beror på gode (positive) sociale relationer (Seland & Sandseter, 2015).

Trivselsfremmende miljø

Miljøet i dagtilbud skal kendetegnes ved at være dynamisk gennem pædagogens professionelle følsomhed (sensitivitet) stimulering og fremme af autonomi. "Især personalets vilje til at indstille sig på at skabe et intersubjektivt rum med børnene påpeges som vigtig" (Seland & Sandseter, 2015, s.73).

Vigtigheden af varme og intime relationer mellem børn og personale er også fremhævet i en dansk undersøgelse af 1-3-årige (Hansen, 2012). I denne undersøgelse fremhæves intersubjektivitet som afgørende for børns velbefindende i institutionen.

Børnerådets minibørnepanel

Børnerådet (2019) finder i en undersøgelse i Børnerådets Minibørnepanel om de ældste børnehavebørns perspektiver på, hvordan de oplever dagen med de voksne i børnehaven, at noget af det der kendetegner deres relation til de voksne er, at 85 % af børnene oplever, at de voksne i børnehaven mest går rundt og holder øje med børnene eller mest holder møder og snakker med de andre voksne. Børnene oplever ifølge undersøgelsen, "at de voksne mest agerer parallelt i forhold til børnene i hverdagen i børnehaven" (Børnerådet, 2019, s. 4). Børnerådets analyse viser: "at de voksne i børnehaven oftere er i nærheden, end de er nærværende.

Vi ser således en kløft mellem det, børnene oplever i børnehaven, og det, vi fra forskning ved, at børnene har brug for – og som de selv påskønner – nemlig lydhøre og nærværende voksne" (Børnerådet, 2019, s. 5).

Børnene blev spurgt, om de nogle gange leger med en voksen. Over halvdelen (56 %) svarede nej. De børn, der svarede nej, blev efterfølgende spurgt, om de gerne ville lege med en voksen, hvilket 79% svarede nej til. Det er altså ifølge denne undersøgelse lidt over "halvdelen af alle børn, der ikke oplever at lege med en voksen, men som heller ikke ønsker det" (Børnerådet, 2019, s. 3).

I undersøgelsen fortæller de adspurgte børn: "at de fleste børn bliver taget imod af en voksen i børnehaven om morgen og bliver sagt farvel til om eftermiddagen, men nogle børn føler sig overset af de voksne i forskellige situationer i løbet af dagen, fx om morgenen, i spisesituationen, eller når de skal hjem om eftermiddagen" (Børnerådet, 2019, s. 1). Omvendt er børnenes yndlingsvoksne oftest kendetegnet ved at være nærværende. "Otte ud af ti børn, der har en yndlingsvoksen, angiver, at deres favoritvoksen enten lytter og viser barnet interesse eller leger og laver ting med dem, hvilket indikerer, at børnene knytter sig mest til de voksne, der er nærværende" (Børnerådet, 2019, s. 3). Analysen bygger på en spørgeskemaundersøgelse blandt 1278 børnehavebørn i Børnerådets Minibørnepanel suppleret med kvalitative interviews med 34 børn samt to dages deltagende observation i en børnehave.

9.0 Pædagogens rolle i børns leg - typologier

Processen med at bestemme hvornår og hvordan pædagoginvolvering i børns leg er passende kan være udfordrende. Fromberg (refereret i Ivrendi, 2017) opfordrer til, at pædagoger er opmærksomme på konsekvenserne af deres beslutninger i forhold til børns legemuligheder, og taler for, at pædagoger i dagtilbud bør være bevidste om dels, hvad de gør i børns leg, og hvad de ikke gør. Et aspekt som pædagoger bør overveje er, at deres deltagelse i leg er afhængig af deres forståelse af leg (legesyn) og deres rolle i leg. Ifølge McInnes et al. (2011) indebærer en god tilgang til børns leg, at pædagoger faciliterer leg og læring, hvori børn tilbydes indflydelse i form af valg og kontrol. Deres undersøgelse fra 2011 (ibid) viser, at pædagoger, der ikke ser legen som værende værdifuld, er tilbøjelige til at tilbyde børn mere voksen-styrede end børnestyrede aktiviteter.

Omvendt viser undersøgelsen, at pædagoger, der har et klart defineret legesyn, og som er bevidste om deres egen rolle i børns leg, tilbyder børn en variation af både voksen-, såvel som børnestyrede aktiviteter – ligesom de engagerer sig i aktiviteter med børn og interagerer med børn på en måde, som giver børn den førnævnte bestræbelsesværdige indflydelse i form af valg og kontrol.

Kvalitet frem for kvantitet i barn-voksen-interaktioner under leg

Hvordan pædagoger interagerer med børn under leg, har større betydning end antallet af interaktioner de har med børnene. Særligt er det vigtigt at være opmærksom på børns følelser og tanker under leg – fremfor at kontrollere deres leg. Pædagogers positive tilgang til børn under leg har desuden betydning for børnenes opfattelse af pædagogers rolle i leg (Sandberg, 2002) (Ivrendi A. , 2017).

Pædagogens roller i børns leg

I legelitteraturen klassificeres pædagogers rolle eller positioneringsmuligheder i børns leg på forskellige måder (Gronlund, 2010) (Johnson, J. E., Christie, J.F., & Wardle, F., 2005).

Ifølge Gronlund (Gronlund, 2010, s. 118) bør pædagoger – uanset hvilken legerolle de vælger at indtage i børns leg – lade børnene være dem, der har ejerskabet af legen.

Leg kan ifølge Gronlund (ibid.) faciliteres af pædagoger ved hjælp af følgende fem roller:

- Entusiastisk cheerleader

- Spørgende, udfordrende eller provokerende

- Mediator eller materialeforsyner

- En stille tilstedeværelse, i nærheden, observerende, lyttende

- Klar til at træde til når børn inviterer dem eller har brug for dem

Som tidligere nævnt har Enz og Christie (1993), her refereret i Ivrendi (2017, s. 2), identificeret fem legeroller, som pædagoger kan indtage i børns leg:

- Regissør, iscenesætter (stage manager)

- Medleger (co-player)

- Legeleder (play leader)

- Direktør (director)

- Uinvolveret (uninvolved/safety monitor)

Regissør, scenesætter (stage manager)
Pædagoger der indtager denne rolle forbliver *uden for* børnenes leg og handler ud fra at møde børnenes behov i forhold til materialer, lave rekvisitter og hjælpe børnene med at lave kostumer og organisere "legescenen".

Medleger (co-player)
Ud fra børns invitationer til leg deltager pædagogerne *i* leg. De indtager en mindre – frem for en stor – rolle i legen. En vigtig pointe for pædagoger, når de agerer co-player/medleger er at følge legens naturlige flow, mens de husker at lade børnene kontrollere legen.

Legeleder (play leader)
Hvis børnene har vanskeligt ved at komme i gang med at lege, eller hvis en leg går i stå, kan pædagoger indtage en legelederrolle. Pædagogerne tager aktivt del i legen ved at påtage sig roller. De kommer med forslag i forhold til forskellige aspekter i legen eller foreslår nye materialer, der kan understøtte legens formål.

Direktør (director)
Pædagoger der påtager sig denne rolle, tager alle beslutninger vedrørende legetema, roller, materialer, handlinger og dialoger i legen. De bestemmer over legen. De tager ikke en aktiv rolle som medleger i legen, men står udenfor og dirigerer. De bevarer kontrol over legen ved at stille spørgsmål og give direktiver.

Uinvolveret (uninvolved/safety monitor)

Pædagoger der benytter denne rolle, holder sig beskæftiget med opgaver, der ikke relaterer sig til leg – fx papirarbejde, snakke med andre, og de kontrollerer børnene ved at give verbale advarsler.

De advarer i tilfælde af, at børnene udviser uacceptabelt adfærd, fx når de løber rundt på arealer, hvor der ikke må løbes, og når de skubber andre børn (Johnson, J. E., Christie, J.F., & Wardle, F., 2005).

Johnson, Christie og Wardle (ibid) taler om yderligere to forskellige roller; onlooker og redirector.

Tilskuer (Onlooker)

Pædagoger der indtager denne rolle, forbliver i nærheden af børnenes leg. De observerer børnene og sender anerkendende, nonverbale tegn eller beskeder til børnene om, at deres leg er vigtig og betydningsfuld. De tager ikke aktivt del i legen, men viser børnene, at de anerkender deres leg.

Omdirigent (Redirector)

Omdirigenter benytter legen til at undervise og lære børn akademiske færdigheder. Uden at deltage i legen, bryder de ind i børns leg ved at stille spørgsmål af akademisk karakter, så som tælle, bogstaver, geometriske former. Sådanne afbrydelser kan føre til, at børnene stopper med at lege.

Johnson, Christie og Wardle (2005) kategoriserer de ovennævnte roller i to grupper:

1) De faciliterende og befordrende roller, som fremmer og understøtter børns leg og
2) De ikke-faciliterende roller, som hæmmer og ikke understøtter børns leg.

I de faciliterende roller stilladserer pædagogerne og assisterer børn (scaffolding). De træder ind og ud af børns leg. De engagerer sig i en "fintfølende dans", hvor deres mål er at lade børnene styre oftere end pædagogerne. For Sandberg (2002) er det i den forbindelse essentielt at observere og kun involvere sig i børns leg, når de beder om det. Pædagoger kan også give børn idéer til at starte en leg, men bør efterfølgende lade børnene fortsætte legen på egen hånd.

De faciliterende, fremmende roller	De ikke-faciliterende, hæmmende roller
Tilskuer (onlooker)	Uinvolveret (uninvolved)
Regissør, iscenesætter (stagemanager)	Direktør (director)
Medleger (co-player)	Omdirigent (redirector)
Legeleder (play leader)	

Pædagogers brug af de positive og virkningsfulde faciliterende legeroller, ser ud til at kunne stimulere børns interesser og motivere dem til at lege. Fx når pædagoger fysisk placerer sig i legeområdet for klodser (et område for visuel og spatial læring, der kan understøtte og stimulere børns matematiske kompetencer), kan det tiltrække og føre til deltagelse for børn, som har tendens til at lege i nærheden af pædagoger. Pædagoger kan blive effektive i at bevare denne fintfølende balance ved at være opmærksomme observatører af børn.

"Når man som pædagog bliver en dygtig observatør, kan man bedre vurdere, hvornår det er passende at engagere sig i børns leg og finde de bedste veje til at berige legeaktiviteter" (Gronlund, 2010, s. 118).

Forskellen mellem disse klassifikationer af pædagogers roller, er Gronlunds (2010) forslag til pædagoger om at praktisere "den spørgende, udfordrende eller provokerende rolle". For at denne rolle kan blive faciliterende og fremmende for børns leg, kræver det, at pædagoger er opmærksomme på, hvornår de kommenterer og stiller spørgsmål til børn. Hvis det bliver gjort faciliterende og altså virkningsfuldt, kan den spørgende tilgang opmuntre børn til at tænke, problemløse, afprøve nye eller alternative tilgange, inkorporere symbolske materialer, eller udvikle nye legetemaer. Pædagoger og børn bør i sådanne interaktionsprocesser bidrage ligeværdigt – i tråd med begrebet "sustained shared thinking" (Sylva et al, 2004).

10.0 Legekompetence – pædagoger og studerendes involvering i leg

Pædagogers uddannelse og praksiserfaring har vist sig at have indflydelse på den type af støtte, de tilbyder børns leg. Et studie af otte pædagoger undersøgte effekten af pædagogernes uddannelsesniveau og praksiserfaringer på deres respons på børns legebehov (Loizou, 2017). Studiet viste, at pædagoger med høj uddannelse og lang praksiserfaring positivt understøttede børns legebehov, og at pædagoger med lav uddannelsesgrad, men lang praksiserfaring gav direkte støtte, når børnene ikke havde brug for denne type af støtte. Dette indikerer, at en lang praksiserfaring uden et tilsvarende højt uddannelsesniveau ikke er tilstrækkeligt for at tilvejebringe virkningsfuld støtte til børns legebehov.

Selvom det pædagogiske personale, som Loizou (2017) anfører, gennem og i uddannelse og praksis er involveret i at diskutere de potentielle fordele ved leg, legebaserede læseplaner, leg og legende aktiviteter, er de hovedsageligt uddannet til at organisere rummet og give børnene de materialer, de har brug for til at lege. Deres personlige engagement i leg bliver ofte overset, fordi det er begrænset, hvor meget forberedelse og uddannelse de får i både praksis og uddannelse (Loizou, 2017).

Ryan og Northey-Berg (2014), der diskuterer den faglige uddannelse af pædagoger [førskole-lærere i USA], konstaterer, at: "(pædagoger) lærere ikke modtager meget støtte til at udvikle en legepædagogik" (Ryan & Northey-Berg, 2014, s. 209) og foreslår behovet for en "play pedagogical toolkit" (Ryan & Northey-Berg, 2014, s. 205). Det skal understøtte dem ved at udfolde de teoretiske og praktiske perspektiver af leg (Loizou, 2017). Loizou udvikler og tester dette "toolkit" og finder i sit studie en række karakteristika for en legebaseret tilgang.

I pædagogernes **direkte involvering** i leg fandt Loizou to specifikke slags adfærd, som var beskrevet i vejledningen: "Pædagogen siger til børnene, hvordan de skal opføre sig ud fra den rolle, de har påtaget sig og stiller spørgsmål eller giver information for at vejlede eller berige rollen og scenariets udvikling" (Loizou, 2017, s. 790).

Indirekte involvering forekommer gennem "at spørge til vidensindhold i et sprog og på en måde, så legen ikke afbrydes og dermed – på legens præmisser – foreslå nye løsninger eller handlinger i legescenariet" (Loizou, 2017, s. 791).

De deltagende pædagogers refleksioner var generelt relateret til børns legefærdigheder. De reflekterede over, hvordan deres valg af handlinger og dermed legeinvolveringen svarede til eksistensen af eller mangel på specifikke legeevner. Hvorvidt børnene kunne fastholde og udvikle leg og scenarier uden at pædagogen deltog. Så når børnene havde svært ved at udvikle et langvarigt scenarie, vurderede pædagogerne, at den mest effektive handling ville være at deltage i børns leg i længere tid.

Loizou konkluderer, at deltagerne udvikler en dybere forståelse for leg og får redskaber til at vurdere, hvornår og hvordan de skal involvere sig i legen – ud fra viden om leg, og hvordan de skal understøtte børnenes udvikling såvel som deres legeevner – ud fra viden om børn.

Dermed finder hun, at en værktøjskasse for legepædagogik, der bygger på en Vygotsky-inspireret tilgang, kan guide studerende og praktikere til at udvikle deres forståelse af og praksis i leg.

Implikationerne er, at pædagoger skal kende både de teoretiske og de praktiske tilgange til leg. I uddannelsen skal de derfor have viden om: variablerne for hver legetype (fx zoom ind i scenarie- og rolleudvikling for socio-dramatisk leg), kontinuummet af børns legefærdigheder (enkle og komplicerede forventede handlinger), der fører mod mere udviklede former for den specifikke type leg (fx udforske et ikke-stereotypt scenarie i lang tid), og derefter i overensstemmelse hermed opøve færdigheder til involveringshandlinger (fx stille spørgsmål for at uddybe børns scenarie eller rolle, tilføje informationer og ideer) for at fremme legeudvikling (Loizou, 2017, s. 794).

Den afgørende vurdering, som pædagogen skal foretage sig, er at afgøre, hvordan og hvor meget vejledning børn har brug for på ethvert givet tidspunkt i legen (Kleppe, 2018).

Ifølge Winther-Lindquist (2020) er udvikling af legekompetencer ikke det, der var og er i højsædet for den kompetente pædagog. Men leg skal ikke være reserveret til den unge medhjælper på legepladsen. Ideelt set burde legen være en grundlæggende del af den pædagogiske tilgang, og alle pædagoger burde være gode til selv at lege.

To studerende fortæller om, at deres tryghed i personalefællesskabet er en forudsætning for at træffe begrundede beslutninger og vise handlekraft, fx ved udfoldelse af deres legekompetence.

P3 … det afhænger rigtig meget af relationen til de børn der… det der med lige at vide hvor man har børnene… hvad skal man være opmærksom på… det spiller rigtig meget ind for om man, i hvert fald som studerende, er tryg i den leg. Personligt føler jeg ikke at jeg sidder og tænker på om jeg gør noget forkert, men jeg kan nogle gange godt blive lidt stoppet af de institutionelle rammer, vi har for leg… er det ok [det] vi gør. Her kommer vi også ind på det med risikofyldt leg. Hvor går grænsen i huset… hvis man ikke lige er blevet informeret, så kan man godt lige stoppe op og så er man nødt til lige at trække "den" lidt tilbage igen.

P4 Det tror jeg som oftest man har [handlekraft], i hvert fald kan man komme i tvivl, men samtidig er det også sådan, det er sådan et område, et fag, hvor man ikke kan tilsidesætte handling. Man kan ikke sådan sige, nå nu trækker jeg mig lige i to sekunder og så reflekterer jeg lige over det her og så finder jeg lige den bedste løsning… så jeg tror egentlig at man uden at tænke over det har en masse handlekompetence, en masse erfaring man tager med videre, uden at tænke over, at du gør nogle ting på en bestemt måde, og det tror jeg også man tager med ind i legen

s.4, l.3-15

De studerendes fortællinger

De pædagogstuderende fortæller om, hvilke roller de typisk indtager, men også at der sjældent er tale om kun én rolle – der indtages ofte forskellige positioner:

P1 Jeg elsker at lege med. Men jeg blander mig også uden om når jeg kan se det går rigtig godt, når de er i gang med noget de skal have lov at fordybe sig i… hvis børnene har gang i en god leg, så blander jeg mig ikke.

Jeg indtager alle positioner. Jeg kan rigtig godt lide rollen som forsyner, hvor jeg "lægger noget op" så de har en masse muligheder – muligheder for at tænke og lege på nye måder. Det synes jeg er helt vildt interessant og sjovt at stå og observere bagefter, når man har sat sådan noget op til dem (s.2, l. 21-26)

P6 Jeg er mest deltagende. Men jeg er måske også nogle gange kommet til at ødelægge børnenes leg, fordi jeg vil så gerne være med. Når de er midt i en leg, kan jeg godt komme hen og tro jeg kan være med. Jeg kan have svært med bare at stå og observere, for jeg vil bare gerne være med. Det kan man ikke altid. Det tager også lang tid for dem at opbygge en leg (s.9, l. 8-11)

P7 Jeg kan godt lide at være den, der er med til at igangsætte, og når så legen er i flow, at trække mig igen, for jeg har lidt svært ved at blive i legen, for det bliver lidt kunstigt for mig. Så kan jeg godt lidt at være i nærheden og stå og observere, og være der, hvis jeg bliver kaldt på. Jeg forsøger at være til rådighed og hjælpe dem videre, hvis der opstår nogle hurdler, og hjælpe dem med at blive i legen (s.8, l.16-19).

P3 Det er ikke så vigtigt om man selv deltager i legen, om jeg er aktiv eller bare lige med til at sætte i gang, eller jeg står og observerer. Det er bare det med, om legen er kvalificeret i sig selv, om den har læring… om jeg kan se det fungerer, så er det ikke så vigtigt hvad rolle jeg har i det (s.4, l.39-41).

"P3 eg kan godt lide at være med i legen. Det er lidt lige meget, om det er der hvor man har en rolle i legen eller er den, der leder legen. Det er ikke så vigtigt for mig. Men det skaber en tryghed for børnene, om man er i nærheden eller man er med. De får nogle gange leget godt … når, hvis der opstår en konflikt, så siger man lige: prøv lige at høre… I har måske begge ret og kan vi ikke lige finde en løsning… så det ikke bliver noget helt vildt. Hvis jeg skulle vælge noget: så vil jeg gerne være med. Det konflikter lidt med at vi skal stå og observere, den der hele

tiden er refleksiv… Jeg kan rigtig godt lide at fordybe mig i leg, både på børnenes
initiativ og på mit eget (s.5, 37-43).

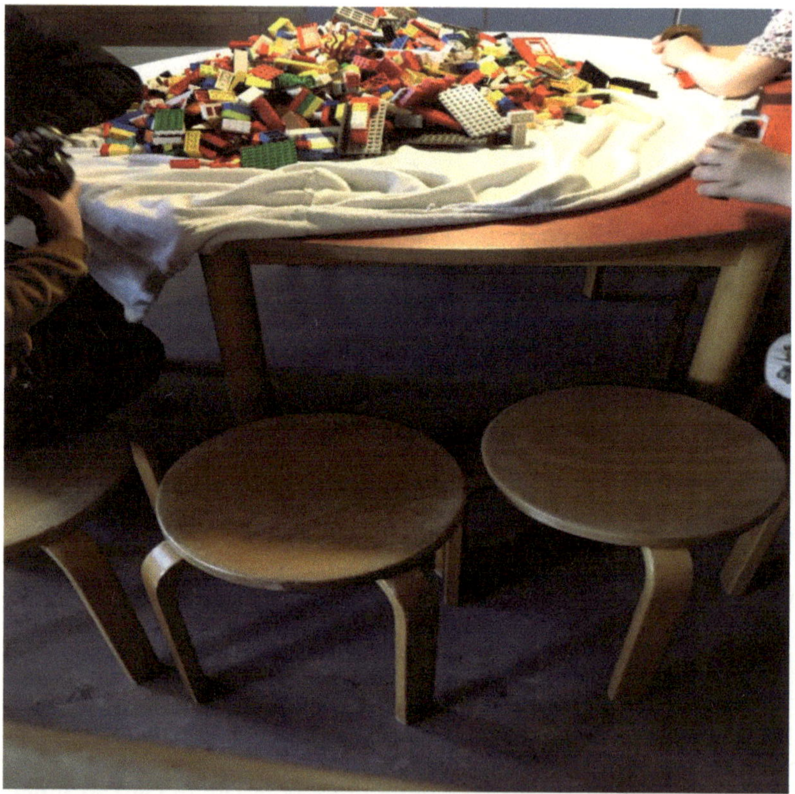

Foto: Dagtilbud, Randers Kommune: "Bordet er dækket op til leg"

11.0 Litteratur

Adbo, K., & Carulla, K. V. (2019). Designing play-based learning chemistry activities in the preschool environment. *Chemistry Education Research and Practice, 3, 20*, s. 542-553.

Ahrenkiel, A., Nielsen, B. S., Schmidt, C., Sommer, F., & Warring, N. (2012). *Daginstitutionsarbejde og pædagogisk faglighed.* Frederiksberg: Frydenlund Academic.

Ainsworth, M. D., Blehar, M. C., Waters, E., & Wall, S. N. (2014). *Patterns of attachment: A psychological study of the strange situation.* New York: Psychology Press.

Anderson, G., & Spainhower, A. (2012). The Teacher´s Role in Child-directed Play. *Texas Child Care Quarterly 36 (3) 1-4.*

Bae, B. (1996). Det interessante i det alminnelige: en artikkelsamling. *Social Kritik nr. 47*, s. 6-21.

Bae, B. (2004). *Dialoger mellom førskolelærer og barn: En beskrivende og fortolkende studie. [Dialogues between teachers and children: Adiscriptive and interpretive study]. Ph.D. thesis.* Oslo: Oslo University.

Bell, S., Harkness, S., & White, G. (2007). *Storyline. Past, Present & Future.* Glasgow: University of Strathclyde.

Beloutskaia, A., & Veraksa, A. (21. International ECERS Network Meeting. 2019). *The interconnections between the quality of preschool educational environment and the development of children's executive functions.* Moscow City University, Moscow.

Bennet, J. (2005). Curriculum Issues in National Policy-making. *European Early Childhood Education Research Journal 13 (2)*, s. 5-23.

Björklund, C. (2014). Powerful teaching in preschool – a study of goal-oriented activities for conceptual learning . *International Journal of Early Years Education, Vol. 22, No. 4*, s. 380–394.

Björklund, C., & Palmér, H. (2019). I mötet mellan lekens frihet och undervisningens målorientering i förskolan. *Forskning om undervisning och lärande, 1 vol. 7,* s. 64-85.

Bjørnestad, E., & Os, E. (2018). Quality in Norwegian childcare for toddlers using ITERS-R. *European Early Childhood Education Research Journal, 26,* s. 111-127.

Bodrova, E., & Leong, D. (2007). *Tools of the Mind: The Vygotskian Approach to Early Childhood Education (2nd ed.). .* Upper Saddle River, NJ: Pearson Merril Prentice Hall.

Bovey, T., & Strain, P. (2005). *Strategies for increasing peer social interactions: Prompting and acknowledgements. .* Center on the Social and Emotional Foundations for Early Learning: What works briefs.

Bowlby, J. (1982). *Attachment and loss (2nd ed., Vol. 1: Attachment) .* New York, NY: Basic Books.

Bratterud, Å., Sandseter, E., & Seland, M. (2012). *Barns trivsel og medvirkning i barnehagen. Barn foreldre og ansattes perspektiver.* Trondheim : Skriftserien fra Barnevernets utviklingssenter i Midt-Norge.

Bredekamp, S., & Copple, C. (1997). *Developmentally appropriate practice in early childhood programs .* Washington, DC: NAEYC.

Brinkmann, S., & Tanggaard, L. (2020). *Kvalitative metoder. En grundbog.* København: Hans Reitzels Forlag.

Bronfenbrenner, U., & Ceci, S. J. (2012). Nature-Nurture Reconceptualized in Developmental Perspective. A Bioecological Model. I I. Siraj-Blatchford, & A. Mayo, *Early Childhood Education* (s. 119-158). London: Sage.

Bronfenbrenner, U., & Morris, P. A. (2012). The Bioecological Model of Human Development. I Siraj-Blatchford, & Mayo, *Early Childhood Education, Vol. 1* (s. 201 – 262). London: Sage Library of Educational Thought and Practice.

Broström, S. (2002). Børns lærerige leg. *Psyke & Logos,* s. 451-469.

Broström, S. (2017). A dynamic learning concept in early years' education: A possible way to prevent schoolification. *International Journal of Early Years Education, 25(1)*.

Broström, S., & Frøkjær, L. (2012). Pædagogers syn på læring i børnehaven i Sverige og Danmark. *Vera no. 59*, s. 37-41.

Broström, S., Sandberg, A., Johansson, I., ..., & Vrinioti, K. (2015). Preschool teachers' views on children's learning: an international perspective. *Early Child Development and Care, 185:5*, s. 824-847.

Bruner, J., Jolly, A., & Sylva, K. (1976). *Play. Its Role in Development and Evolution.* Penguin Books Ltd/ e-Book 2017, International Psychotherapy Institute.

Burchinal, M. (2018). Measuring early care and education quality. *Child Development Perspectives, 12/1*, s. 3-9.

Børnerådet. (2019). *Børneindblik 2/19. Analysenotat fra børnerådet, nr. 2/2019.* København: Børnerådet.

Cecchin, D. (1996). *Den integrerende baggrund: Kompleksitet og integration i pædagogisk arbejde med børn.* København: Forlaget Børn & Unge.

Christoffersen, M. N., Højen-Sørensen, A.-K., & Laugesen, L. (2014). *Daginstitutionens betydning for børns udvikling. En forskningsoversigt.* København: SFI.

Cousins, J. (1999). *Listening to children aged four: time is as long as it takes.* London: National Early Years Network.

Creswell, J. (1997). *Creating Worlds, constructing Meaning. The Scottish Storyline Method.* Portsmouth: Heinemann.

Dalli, C., White, E. J., Rockel, J., Duhn, I., Buchanan, E., Ganly, S., . . . Wang, B. (2011). *Quality early childhood education for under-two-year-olds: What should it look like? A literature review.* Ministry of Education New Zealand.

DCUM. (2020). *Evaluering af den styrkede pædagogiske læreplan - set fra et børneperspektiv.* Dansk center for undervisningsmiljø.

Devi, A., Fleer, M., & Li, L. (2018). 'We set up a small world': Preschool teachers' involvement in children's imaginative play. *International Journal of Early Years Education, Vol 28 (3)*, s. 295–311.

Dewey, J. (2005). *Demokrati og uddannelse.* Århus: Klim.

Diamond, K. &. (2000). Children's perspectives on the roles of teachers and therapists in inclusive early childhood programs. Early Education and Development, 11(2), p. 203–216. *Early Education and Development, 11(2),* s. 203-216.

Dietrichson, J., Kristiansen, I. L., & Nielsen, B. C. (2018). *Universal preschool programs and long-term child outcomes: A systematic review. Working Paper 2018:19.* Uppsala: Uppsala: Working Papers, IFAU - Institute for Evaluation of Labour Market and Education Policy.

Dunn, J. (2011). Child-Structured Socio-Dramatic Play and the Drama Educator: What's Our Role? I S. Schonman, *Key Concepts in Theatre/Drama Education* (s. 29-33). Rotterdam: Sense publishers.

Edwards, S. (2021). *Proces quality, curriculum and pedagogy in early childhood education and care.* OECD Education Working Papers No 247.

Einarsdottir, J. (2014). Children´s perspectives on play. I L. Brooker, M. Blaise, & S. Edwards, *The Handbook of play and learning in early childhood* (s. 319-329). UK: SAGE Publications.

Emmer, E. T., & Strough, L. (2001). Classroom management: A critical part of educational psychology, with implications for teacher education. *Educational Psychologist, 36*, s. 103–112.

Enz, B., & Christie, J. F. (1993). Teacher Play Interaction Styles and Their Impact on Children's Oral Language and Literacy Play. *ED 366 015.*

Erkman, M., & Lomholt, P. (2018). *Gamification - læring gennem spil og konkurrence.* København: Samfundslitteratur.

EVA. (2020). *Læringsmiljø i kommunale børnehaver.* København: Danmarks Evalueringsinstitut.

EVA, e. a. (2016). *Sammen om digital dannelse.* København: EVA & Styrelsen for IT og læring.

Ferholt, B., & Lecusay, R. (2010). Adult and Child Development in the Zone of Proximal Development: Socratic Dialogue in a Playworld. *Mind Culture and Activity 17 (1)*, s. 59-83.

Ferholt, B., & Rainio, A. (2016). Teacher support of student engagement in early childhood: embracing ambivalence through playworlds . *Early Years, 36:4*, s. 413-425.

Fischer, K. (2011). Implications for learning and educationel policy. I A. (. Pelligrini, *The oxford handbook of the development of play. .* Oxford: Oxford University Press.

Fleer, M. (2010). *Early learning and development: cultural-historical concepts in play.* New York: Cambridge University Press.

Fleer, M. (2015). Pedagogical positioning in play—Teachers being inside and outside of children's imaginary play . *Early Child Development and Care, Vol. 185(11-12)*, s. 1801-1814.

Fleer, M. (2017). *Play in the Early Years.* Cambridge, UK: Cambridge University Press.

Fleer, M., & Pramling, N. (2015). *A cultural-historical study of children learning science: Foregrounding affective imagination in play-based settings.* Dordrecht: Springer.

Fleer, M., Veresov, N., Harrison, L., & Walker, S. (2017). Working with Teachers' Pedagogical Strengths: The Design of Executive Function Activities for Play-based Programs. *Australasian Journal of Early Childhood, 42(4)*, s. 47–55.

Folkman, M. &. (2004). *Børn som ikke leger.*

Fromberg, P. (1990). Play issues in Early Childhood Education . I C. Seefeldt, *Continuing Issues in Early Childhood Education* (s. 224-238). Columbus: Merrill Publishing Company.

Fröbel, F., & Hailmann, W. N. (2005). *The education of man.* Mineola, NY: Dover Publications.

Gadamer, H.-G. (2004). *Truth and method.* London: Continuum.

Gardner-Neblett, N., Holochwost, S. J., Gallagher, K. C., Iruka, I. U., Odom, S. L., & Bruno, E. P. (2017). Books and Toddlers in Child Care: Under What Conditions are Children Most Engaged? *Child and Youth Care Forum 46 (4)*, s. 473-493.

Gardner-Neblett, N., Holochwost, S. J., Gallagher, K. C., Iruka, I. U., Odom, S. L., & Punguella, E. P. (2016). *Guided versus Independent Play: Which Better Sustains Attention among Infants and Toddlers?* Society for Research on Educational Effectiveness.

Gjems, L. (2017). Learning about concepts through everyday language interactions in preschools. . *Psychology in Russia: State of the Art. Volume 10, Issue 4.*

Grimen, H., & Terum, L. I. (2009). *Evidensbaert profesjonsutøvelse.* Oslo: Abstrakt Forlag.

Gronlund, G. (2010). *Planning for Play, Observations, and Learning in Preschool and Kindergarten.* St. Paul MW: Redleaf Press.

Hagen, T. L. (2015). Hvilken innvirkning har barnehagens fysiske utemiljø på barns lek og de ansattes pedagogiske praksis i uterommet. *Tidsskrift for Nordisk Barnehageforskning. VOL.10 (5)*, s. 1-16.

Hakkarainen, P. (2010). Cultural-Historical Methodology of the Study of Human Development in Transitions. *Cultural-Historical Psychology 4*, s. 75-89.

Hanghøj, T. (2019). Digitale spil i undervisningen. *Tidsskriftet Læring og Medier (LOM), Nr. 21*, s. 1-15.

Hansen, O. H. (2012). *Stemmer i fællesskabet.* Aarhus: DPU/AU.

Harms, T., Clifford, R. M., & Cryer, D. (2015). *Early Childhood Environment Rating Scale, 3rd Edition.* New York: Teachers College Press.

Hedges, H., & Cooper, M. (2018). Relational play-based pedagogy: theorising a core practice in early childhood education. *Teachers and Teaching, 24 (4)*, s. 369-383.

Helmerhorst, K. O., Riksen-Walraven, J. M., Vermeer, H. J., Fukkink, R. G., & Tavecchio, L. W. (2014). Measuring the interactive skills of caregivers in child care centers: Development and validation of the Caregiver Interaction Profile scales. *Early Education and Development 25(5)*, s. 770-790.

Hirsh-Pasek, K. G., Berk, L. E., & Singer, D. G. (2009). *A Mandate for Playfiul Learning in Preschool* . Oxford: Oxford University Press.

Holzman, L. (2009). *Vygotsky at work and play.* New York: Routledge Taylor& Francis Group.

Hostrup, M. N. (2013). Inklusion og børn i udsatte positioner. *Cepra-striben no 14*, s. 54-65.

Howes, C., Guerrab, A.W., Fuligni, A., Zucker, E., Lee, L., Obregon, N.B., & Spivak, A.L. (2011). Classrooms Dimentions Predict Early Peer Interaction When Children are Diverse in Ethnicity, Race, And Home Language. *Early Childhood Research Quarterly 26 (4)*, s. 399-329.

Hundeide, K. (2014). *Introduktion til ICDP programmet.* Skive: Institut for relationspsykologi.

Husen, M. (1985). *Socialpædagogik og arbejdsprocesser.* København: Socialpædagogernes faglige organisation.

Hännikäinen, M., & Rasku-Puttonen, H. (2010). Promoting children's participation: the role of teachers in preschool and primary school learning sessions. *Early Years, 30:2*, s. 147-160.

Ihmeideh, F., & Al-Qaryouti, I. (1 2016). Exploring Kindergarten Teachers´ views and Roles Regarding Children´s Outdoor Play Environments in Oman . *Early Years (36)*, s. 81-96.

Ivrendi, A. (2017). Early Childhood teachers´role in free play. *Early Years.*

Ivrendi, A., Cevher-Kalburan, N., Hansen Sandseter, E. B., Storli, R., & Holla Sivertsen, A. (2019). Children, mothers, and preschool teachers' perceptions of play: Findings from Turkey and Norway. *Journal of Early Childhood Studies*, s. Volume 3 Issue 1 pp.32-54.

Jakupovski, A., Simonsen, L. M., & Azzam, W. (2021). *Pædagogers rolle i børns leg. SK1 eksamensopgave.* Hjørring: Professionshøjskolen University College Nordjylland - Pædagoguddannelsen.

Johansson, E. (2004). Learning Encounters in Preschool: Interaction between atmosphere, voew of children and og learning. *International Journal of Early Childhood, Vol. 36, No. 2*, s. 9-26.

Johansson, E., & Pramling Samuelsson, I. (2007). *'Att lära är nästan som att leka.' Lek och lärande i förskola och skola.* Stockholm: Liber.

Johnson, J. E., Christie, J. F., & Yawkey, T. D. (1999). *Play and early childhood development.* . New York: Addison Wesley Longmans, Inc.

Johnson, J. E., Christie, J.F., & Wardle, F. (2005). *Play, Development, and Early Education.* Boston, MA: Allyn and Bacon.

Johnstone, K. (2009). *Improvisation og teater.* . København: Hans Reitizels forlag.

Jönhill, J. I. (2012). *Inklusion och exklusion: En distinktion som gör skillnad i det mångkulturella samhället.* Malmö: Liber.

Karlsen, L., & Lekhal, R. (2019). Practitioner involvement and support in children's learning during free play in two Norwegian kindergartens. *Journal of Early Childhood Research*, s. 233–246.

Kirk, G., & Jay, J. (2018). Supporting Kindergarten Children's Social and Emotional Development: Examining the Synergetic Role of Environments, Play, and Relationships. *Journal of Research in Childhood Education 32(4)*, s. 472-485.

Kleppe, R. (2018). Characteristics of staff-child interaction in 1-3-year-olds' risky play in early childhood education and care. *Early Child Development and Care, Vol 10*, s. 1487-1501.

Knutsdotter Olofsson, B. (1992). *Skal vi lege.* København: Børn og unges frlag.

Koch, A. B. (2013). Børns perspektiver på trivsel. Aktivitet og underaktivitet i børnehaven. *Nordic Early Childhood Education Research, 6 (12)*, s. 1-12.

Koch, A. B. (2016). *Pædagogens rolle og betydning for trivsel i børnehaven: Børneinformerede perspektiver på professionelle voksne.* Nordic studies in Education. 36(3).

Koçyiğit , S., & Baydilek, N. (2015). Analysis of the preschool children's perceptions about play. *YYU Journal of Education Faculty 12(1),*, s. 1-28.

Kravtsova, E. E. (2014). Play in the Non-classical Psychology of L.S. Vygotsky. I Brooker, Blaise, & Edward, *Sage Handbook of Play and Learning in Early Childhood* (s. 21-42). Los Angeles, CA: Sage.

Kyrönlampi-Kylmänen, T. &. (2012). What do the children really think about a day-care centre – The 5–7-year-old Finnish children speak out. . *Early Child Development and Care, 182(5)*, s. 505-520.

Leggett, N., & Newman, L. (2017). Play: Challenging educator's beliefs about play in the indoor and outdoor environment. *Australasian Journal of Early Childhood 42.1.03*, s. 24-32.

Leong, D. J., & Bodrova, E. (2011). Revisiting Vygotskian Perspectives on Play and Pedagogy. I S. Rogers, *Rethinking Play and Pedagogy in Early Childhood Education* (s. 60-72). London: Routledge.

Leong, D. J., & Bodrova, E. (2012). Assessing and Scaffolding Make-believe Play. *Young Children 67 (1)*, s. 28-34.

Leontjev, A. N. (1983). *Virksomhed, bevidsthed, personlighed .* Moskva: Sputnik/Progess.

Lillemyr, O. (2009). *Lek på alvor.* Oslo: Universitetsforlaget.

Lindqvist, G. (1995). *The Aesthetics of Play. a Didactic Study of Play and Culture in Preschools .* Stockholm: Almqvist & Wiksell International.

Lindqvist, G. (2001). When Small Children Play: How Adults Dramatise and Children Create Meaning. *Early Years 21 (1)*, s. 7-14.

Loizou, E. (2017). Towards play pedagogy: supporting teacher play practices with a teacher guide about socio-dramatic and imaginative play. *European Early Childhood Education Research Journal, Vol 25 (5)*, s. 784–795.

Løndal, K., & Greve, A. (2015). Didactic Approaches to Child-Managed Play: Analyses of Teacher´s Interaction Styles in Kindergartens and After-School Programmes in Norway. *International Journal of Early Childhood*, s. Bind 47 (3).

Malene Erkmann, M., & Lomholt, P. (2018). *Gamification - læring gennem spil og konkurrence.* København: Samfundslitteratur.

Manen, M. V. (1991). *The Tact of Teaching. The Meaning of Pedagogical Thoughtfulness.* New York: State of University of New York Press, Albany.

Marton, F. (2014). *Necessary Conditions of Learning.* New York: Routledge.

McInnes, K. J., Miles, G., Howard, J., & Crowley, K. (2011). Differences in Practitioners´Understanding of Play and how This Influences Pedagogy and Children´s Perceptions of Play. *Early Years 31(2) 121-133.*

McInnes, K., Howard, J., Miles, J., & Crowly, K. (2011). Differences in practitioners' understanding of play and how this influences pedagogy and children's perceptions of play. *Early Years: An International Journal of Research and Development, Volume: 31, Issue: 2, Pages: 121 - 133.*

Meacham, S., Vukelich, C., Han, M., & Buell, M. (2014). Preschool teachers' questioning in sociodramatic play. *Early Childhood Research Quarterly 29*, s. 562-573.

Medom, C., & Næsby, T. (2019). Evaluering af læringsmiljøer. ECERS-3 og den styrkede pædagogiske læreplan. *Cepra-striben 25*, s. 18-23.

Melhuish, E., Ereky-Stevens, K., & Petrogiannis, K. (2015). *A review of research on the effects of early childhood education and care upon child development. WP4.1.* EU CARE project.

Mortensen, T., & Næsby, T. (2018). *Den styrkede pædagogiske læreplan.* Frederikshavn: Dafolo.

Moser, T., Leseman, P., Melhuish, E., Broekhuizen, M., & Slot, P. (2017). *European Framework of Quality and Wellbeing Indicators.* EU: Care Project.

Nielsen, T. K., Tiftikci, N., & Søgaard Larsen, M. (2013). *Virkningsfulde tiltag i dagtilbud. Et systematisk review af reviews.* København: IUP, Aarhus Universitet (Dansk Clearinghouse).

Næsby, T. (2014). *Kvalitet i dagtilbud.* Aalborg: Aalborg Universitetsforlag.

Næsby, T. (2017). *Kvalitetsmåling i dagtilbud med ECERS-3 i Hjørring Kommune.* Aalborg: UCN.

Næsby, T. (2018). *Kvalitetsvurdering i dagtilbud med ECERS-3. Forskningsrapport, projekt Kvalitet i dagtilbud.* Aalborg: UCN.

Næsby, T. (2019). What makes good preschools good for all children. *Early Child Development and Care*, s. 1-15.

Næsby, T. (2020). Dannelse. I E. Klange, & m.fl., *Det, vi er sammen om: det fælles pædagogiske grundlag i praksis* (s. 129-142). Frederikshavn: Dafolo.

Næsby, T. (2021). Measuring the quality og preschool in Denmark. I S. Garvis, & H. L. Taguchi, *Quality Improvement in Early Childhood Education: International Perspectives on Enhancing Learning Outcomes.* Palgrave Macmillan.

Næsby, T., Agerbæk, E., Medom, C., Skytte, K. B., Holm, H. T., Krohn, H. B., & Pedersen, B. S. (2020). *Kvalitetsmåling med ECERS-3 i Hjørring Kommune 2019.* Aalborg: UCN.

Næsby, T., Holm, H. T., Medom, C., Pedersen, B. S., Skytte, K. B., Agerbæk, E., . . . Poulsen, L. L. (2019). *Kvalitetsvurdering i dagtilbud med Early Childhood Environment Rating Scale (ECERS-3) Forskningsrapport for Favrskov Kommune.* Aalborg: UCN.

Næsby, T., Okslund, H., Pedersen, B., & Skytte, K. (2021). Udvikling og evaluering af legebaseret pædagogik. *Cepra-striben no 28*, s. in press.

Næsby, T., Skytte, K. B., Pedersen, B. S., Medom, C., Holm, H. T., & Drevsholt, K. M. (2021). *Kvalitetsmåling med Early Childhood Environment Rating Scale (ECERS-3). 1. Delrapport, Aarhus Kommune.* Aalborg: UCN.

Næsby, T., Skytte, K. B., Pedersen, B. S., Medom, C., Holm, H. T., Drevsholt, K. M., & Agerbæk, E. (2021). *Kvalitetsmåling med Early Childhood Environment Rating Scale (ECERS-3). 2. Delrapport, Aarhus Kommune.* Aalborg: UCN.

Obee, P., Hansen, E. B., Sandseter, B., & Harper, N. J. (2020). Children's use of environmental features affording risky play in early childhood education and care. *Early Child Development and Care.*

Parker, R., & Thomsen, B. S. (2010). *Learning through play at school. A study of playful integrated pedagogies that foster children's holistic skills development in the primary school classroom.* The LEGO Foundation.

Peers, C., & Fleer, M. (2014). The Theory of 'Belonging': Defining concepts used within Being, Becoming, and Belonging. *Educational Philosophy and Theory 46:8*, s. 914-928.

Peterson, S., Madsen, A., Miguel, J.S., & Jang, S. Y. (2016). children´s Rough and Tumble Play: Perspectives of Teachers in Nothern Canadian Indigenous Communities . *Early Years* .

Piaget, J. (1954). *The construction of reality in the child.* New York: Basic Books.

Pianta, R. C., La Paro, K. M., & Hamre, B. C. (2008). *The Classroom Assessment Scoring System Pre-k Manual.* Baltimore, MD: Brookes.

Pramling Samuelsson, I., & Johansson, E. (2006). Play and learning—Inseparable dimensions in preschool practice. *Early Child Development and Care, 176*, s. 47-65.

Pramling Samuelsson, I., & Pramling, N. (2013). Orchestrating and Studying Children's and Teachers' Learning: Reflections on Developmental Research Approaches.): 519–536. *Education Inquiry 4 (3)*, s. 519-536.

Pyle, A., & Alaca, B. (2018). Kindergarten children's perspectives on play and Learning. *Early Child Development and Care.*

Pyle, A., & Danniels, E. (2017). A Continuum of Play-Based Learning: The Role of the Teacher in Play-Based Pedagogy and the Fear of Hijacking Play. *Early Education and Development, 28:3,* s. 274-289.

Pyle, A., Deluca, C., & Danniels, E. (2017). A scoping review of research on play-based pedagogies in kindergarten education. *Review of EducationVol. 5, No. 3,* s. 311–351.

Qvortrup, A., Nielsen, A., Lundtofte, T., Lomholt, R., & Christensen, V. (2020). *Børns socio-emotionelle tilstand under genåbningen af dagtilbud og skoler efter COVID-19-nedlukningen.* Odense: SDU.

Rengel, K. (2014). Preeschool Teachers´Attitudes towards Play. *Croation Journal of Education 16 (1),* s. 113-125.

Rogers, C. S., & Sawyers, J. K. (1998). *Play in the lives of children.* Washington, DC: NAEYC.

Rogoff, B. (1993). Children's Guided Participation and Participatory Appropriation in Socioculturel Activity. I R. H. Wozniak, & K. V. Fischer, *Development in Context. Acting and Thinking in Specific Environments* (s. 121-153). Mahwah, NJ: Lawrence .

Rogoff, B. (2003). *The cultural nature of human development.* New York, NY: Oxford University Press.

Rogoff, B. (2008). Observing sociocultural activity on three planes: Participatory appropriation, guided participation, and apprenticeship. I K. Hall, P. Murphy, & J. Soler, *Pedagogy and practice: Culture and identities* (s. 58-74). London: Sage Publications.

Ryan, S. K., & Northey-Berg, K. (2014). Professional Preparation for a Pedagogy of Play. . I L. Brooker, M. Blaise, & S. Edwards, *The Sage Handbook of Play and Learning in Early Childhood* (s. 204-215). LA: Sage.

Samuelsson, I. P., & Johansson, E. (2009). Why Do Children Involve Teachers in Their Play and Learning. *European Early Childhood Education Research Journal, Vol. 17(1),* s. 77-94.

Sandberg, A. (2002). Children's Concepts of Teachers' Ways of Relating to Play. *Australian Journal of Early Childhood 27 (4) 18-22.*

Sandseter, E. (2012). Children's participation and well-being in outdoor activities in Norwegian early childhood centres. Paper presented at the The 22nd EECERA Conference Pre-birth to Three: Idenities Learning Diversities, Oporto Portugal, August 28.

Schmidt, C. H. (2019). Leg som mellemrumsaktivitet. *Dansk pædagogisk tidsskrift,* 67-79.

Seland, M., & Sandseter, E. (2015). One-to-three-year-old children's experience of subjective wellbeing day care. *Contemporary Issues in Early Childhood 16(1),* s. 70-83.

Sharpe, T. (2008). How can teacher talk support learning? . *Linguistics and Education, 19(2),* s. 132–148.

Sheridan, S., Samuelsson, I. P., & Johansson, E. (2009). *Barns tidiga lärande.* Gøteborg: Acta Universitatis Gothoburgensis.

Sheridan, S., Williams, P., Sandberg, A., & Vuorinen, T. (2011). Preschool Teaching in Sweden – a Profession in Change. *Educational Research 53 (4),* s. 415–437.

Singer, E., Nederend, M., Penninx, L., Tajik, M., & Boom, J. (2013). The Teachers´Role in Supporting Young Children´s Level of Play Engagement. *Early Child Development andCare184 (8),* s. 1233-1249.

Singer, E., Nederend, M., Penninx, L., Tajik, M., & Boom, J. S. (2014). The teacher's role in supporting young children's level of play engagement. *Early Child Development and Care, 184:8,* s. 1233-1249.

Siraj-Blatchford, I. (2009). Conceptualising Progression in the pedagogy of play and sustained shared thinking in early childhood education: a Vygotskian perspective. *Educ. Psychol. 26(2),* s. 77-89.

Siraj-Blatchford, I. (2010). A focus on pedagogy. I K. Sylva, E. Melhuish, P. Sammons, I. Siraj-Blatchford, & B. Taggart, *Early Childhood Matters*

Evidence from the Effective Pre-school and Primary Education project (EPPE) (s. 149–165). Abingdon UK: Routledge.

Siraj-Blatchford, I., & Manni, L. (1 2008). Would You Like To Tidy Up Now? An Analysis of Adult Questioning in the English Foundation Stage. *Early Years 28*, s. 5-22.

Siraj-Blatchford, I., & Mayo, A. (2012). *Early Childhood Education. London:* . London: Sage Library of Educational Thought and Practice. Vol 1.

Siraj-Blatchford, I., Sylva, K., Muttock, S., Gilden, R., & Bell, D. (2002). *Researching Effective Pedagogy.* Oxford: Institute of Education. Department of Educational Studies. University of Oxford .

Slot, P., Bleses, D., Justice, L., Markussen-Brown, J., & Højen, A. (2018). Structural and Process Quality of Danish Preschools: Direct and Indirect Associations With Children's Growth in Language and Preliteracy Skills. *Early Education and Development 29:4*, s. 581-602.

Smidt, S. (2019). *Leg og legepædagogik.* Hentet fra www.bupl.dk: https://bupl.dk/wp-content/uploads/2018/12/publikationer-soeren-smidt-leg-og-legepaedagogik-d.-29.-november-2019.pdf

Smilansky, S. (1968). *The effects of sociodramatic play on disadvantaged preschoolchildren.* Oxford, UK: Wiley.

Smilansky, S. (1971). Can adults facilitate play in children? Theoretical and Practical Consideration. *Proceeding of a conference, Play: The Child Strives toward self-realization* (s. 39-50). Washington, DC: NAEYC.

Socialministeriet. (2016). *En styrket pædagogisk læreplan: Arbejdsgruppernes udkast til temabeskrivelser, brede, pædagogiske læringsmål og punkter om det gode læringsmiljø.*

Socialministeriet, B. o. (2017). Stærke dagtilbud - alle børn skal med i fællesskaberne. *Aftaletekst 09.06.17.* København: Regeringen.

Sommer, D. (2014). Børn i institution og skole. I Sommer, & Klitmøller, *Læring, dannelse og udvikling. Kvalificering til fremtidens daginstitution og skole* (s. 61-81). København: Hans Reitzels Forlag.

Sommer, D. (2015). Barndom. Historiske forandringer i børnesyn og inddragelse af barnets perspektiv. I D. Cecchin, *Barndomspædagogik i dagtilbud* (s. 47-71). København: akademisk forlag.

Sommer, D. (2020). *Leg - en ny forståelse.* Frederiksberg: Samfundslitteratur.

Sommer, D. (2020). *Leg. En ny forståelse.* Samfundslitteratur.

Spencer-Brown, G. (1979). *Laws of Form (rev.udg.).* New York: E.P. Dutton.

Sroufe, L. A. (2000). Early relationships and the development of children. *Infant Mental Health Journal, 21*, s. 67-74.

Stanton-Chapman, T. L. (2015). Promoting positive peer interactions in the preschool classroom: The role and the responsibility of the teacher in supporting children's sociodramatic play. *Early Childhood Education Journal, 43(2)*, s. 99-107.

Stanton-Chapman, T. L., & Hadden, D. S. (2011). Encouraging peer interactions in preschool classrooms: The role of the teacher. *Young Exceptional Children, 14(1)*, s. 17-28.

Stern, D. N. (2008). One Never Knows, Do One? Commentary on Paper by the Boston Change Process Study Group. *Psychoanalytic Dialogues.*

Suleymanov, F. (2015). ICDP (International Child Development Programme) in the Context of Inclusive Education. *Asian Journal of Instruction. 3(2)*, s. 61-72.

Sunesen, M. (2020). Storylinemetoden - kan du huske den? *Folkeskolen Hentet 14 december på https://www.folkeskolen.dk/1860896/storylinemetoden---kan-du-huske-den.*

Sutton-Smith, B. (2001). *The Ambiguity of Play.* Cambridge, MA: Harvard University Press.

Sylva, K., Melhuish, E., Sammon, P., Siraj-Blatchford, I., & Taggart, B. (2004). *The Effective Provision of Pre-School Education (EPPE) Project: Final Report: A Longitudinal Study Funded by the DfES 1997-2004.* London: Institute of Education, University of London/ Department for Education and Skills/Sure Start: London.

Sylva, K., Sammons, P., Melhuish, E., Siraj, I., & Taggart, B. (2020). Developing 21st century skills in early childhood: the contribution of process quality to self-regulation and pro-social behaviour. *Z Erziehungswiss (Springer)*, s. 465-484.

Sæbø, A. (2010). *Drama i barnhagen.* Oslo: Universitetsforlaget.

Sørensen, H. (2012). *Børns fysiske aktivtet i børnehaven.En analyse af 5-6 årige børns muligheder og betingelser for fysisk aktivitet i forskellige.* Syddansk universitet.

Sørensen, M. C. (2015). *Drama, æstetisk læring og udvikling ag dramatisk legekompetence i børnehaven.*

Taggart, B. (2019). *Børnehavens betydning.* Frederikshavn: Dafolo.

Taggart, B., Sylva, K., Melhuish, E., Sammons, P., & Siraj, I. (2015). *The Effective Pre-school, Primary and Secondary Education Project, EPPSE 3-16+. How pre-school influences children and young people's attainment and developmental outcomes over time. Research Brief.* London: UK Gov: Department for Education.

Tarman, I., & Tarman, B. (2011). Developing effective multicultural practices: A case study of exploring a teacher's understanding and practices. *The Journal of International Social Research, 4(17)*, s. 578-598.

Trawick-Smith, J. (2001). The play frame and the "Fictional Dream:" The bi-directional relationship between metaplay and story writing. *Advances in Early Education and Day Care, 11*, s. 337–353.

Trawick-Smith, J., & Dziurgot, T. (2011). 'Good-fit' teacher–child play interactions and the subsequent autonomous play of preschool children. *Early Childhood Research Quarterly, 26(1)*, s. 110–123.

Trawick-Smith, J., Swaminathan, S., & Liu, X. (2016). The relationship to teacher–child play interactions to mathematics learning in preschool. *Early Child Development and Care, 186*, s. 716–733.

Trevarthen, C., & Aitken, K. J. (2001). Infant intersubjectivity: Research, theory, and clinical applications. *Journal of Child Psychology and Psychiatry, 42(1)*, s. 3-48.

Tudge, J., & Rogoff, B. (1989). Peer influences on cognitive development: Piagetian and Vygotskian perspectives. I M. Bornstein, & J. Bruner, *Interaction in cognitive development.* Hilllsdale, NJ: Erlbaum.

Undervisningsministeriet, B. o. (2020). *Dagtilbudsloven (LBK nr 2 af 06/01/2020).* Hentet fra Retsinformation: https://www.retsinformation.dk/eli/lta/2020/2

Vangsnes, V., Økland, N. T., & Krumsvik, R. (2012). Computer games in pre-school settings: Didactical challenges when commercial educational computer games are implemented in kindergartens. *Computers & Education 58*, s. 1138–1148.

Veresov, N., & Fleer, M. (2016). Perezhivanie as a theoretical concept for researching young children's development. *Mind, Culture, Activity: Symposium on Perezhivanie, 23(4)*, s. 325–335.

Vygotsky, L. S. (1976). *Mind in society: The development of higher psychological processes.* Cambridge: Harvard University Press.

Vygotsky, L. S. (2004). Imagination and Creativity in Childhood. *Journal of Russian and East European Psychology 42*, s. 7-97.

Vygotsky, L. S. (2016). Play and its Role in the Mental Development of the Child. *International Research in Early Childhood Education, Vol 7*, s. 23-25.

Wertsch, J. V. (1985). *Vygotsky and the Social Formation of the Mind. Cambridge.* Cambridge, MA: Harvard University Press.

Wertsch, J. V. (1998). *Mind as action. New York.* New York: Oxford University Press.

Whitebread, D., Coltman, P., Jameson, H., & Lander, R. (2009). Play, cognition and self-regulation: What exactly are children learning when. *Educational & Child Psychology Vol. 26 No. 2.*

Wiltsher, A. (1999). After thoughts. *Nursery World, 99*, 23.

Winther-Lindquist, D., & Svinth, L. (2019). Leg i daginstitutioner. *Pædagogisk indblik nr. 03. DPU.*

Winther-Lindqvist, D. A. (2020). *Kort og godt om leg.* København: Dansk Psykologisk Forlag.

Yang, Y. (2013). A qualitative Study of Teachers´ Involvement in Children´s Play. *LiteracyInformation and Computer Education Journal 4 (4)*, s. 1244-1251.

Zosh, J., Hirsh-Pasek, K., Hopkins, E., Jensen, H., Liu, C., Neale, D., . . . Whitebread, D. (2018). Accessing the Inaccessible: Redefining Play as a Spectrum. *Frontiers in Psychologi no 9, https://doi.org/10.3389/fpsyg.2018.01124.*

Özdemir, A., & Ramazan, O. (2014). Preschool teacher´s opinions about play. *Journal of Research in Education and Teaching 3(4)*, s. 298-308.

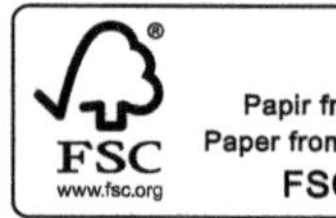
FSC
www.fsc.org
MIX
Papir fra ansvarlige kilder
Paper from responsible sources
FSC® C105338